チーム医療 多職種連携 の可能性をひらく

信念対立
解明アプローチ入門

著 京極 真

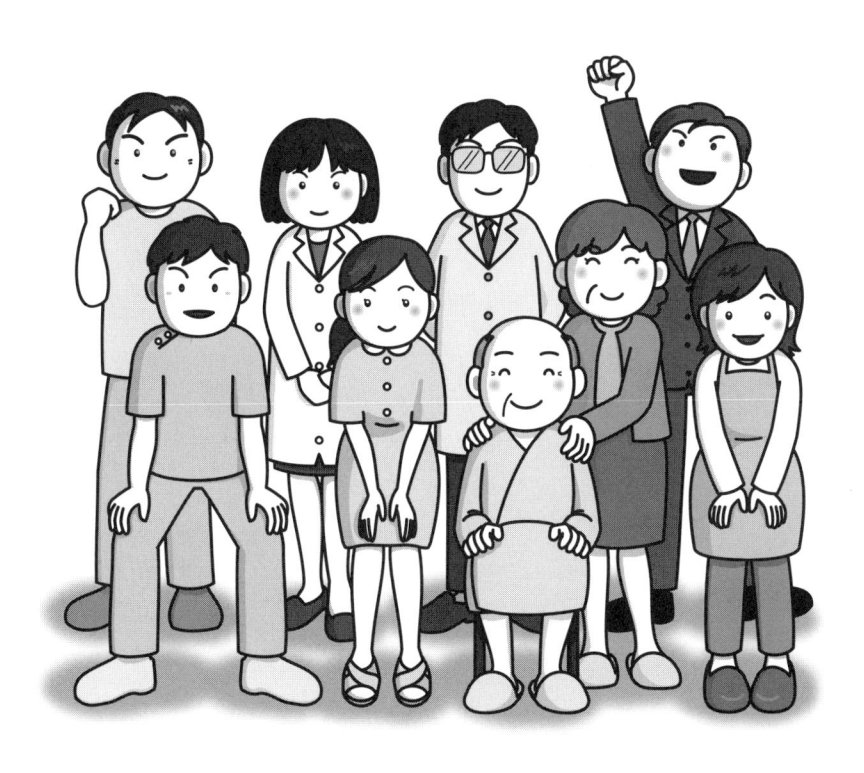

中央法規

目次

序論

1. 信念対立とは何か ····················· 5
2. 信念対立に耐性のあるチーム医療論 ········· 6
3. 信念対立解明アプローチの実践例 ·········· 8
4. 本書の読み方と構成 ··················· 9

第1章 チーム医療の岐路

第1節 チーム医療は取扱い注意！ ············ 14
Column 1 チーム医療のモデル ··············· 17
第2節 チーム医療の明暗 ·················· 18
第3節 信念対立という根本問題 ············· 22
第4節 信念対立は誰でも陥る問題 ··········· 32
Column 2 チーム医療はできて当たり前だって本当？ ··· 36

第2章 信念対立解明アプローチという方法論

第1節 信念対立解明アプローチとは何か ······ 38
第2節 原理とは何か ····················· 40
第3節 解明とは何か ····················· 42

第4節 解明の成立条件 ・・・・・・・・・・・・・・・・・・・・・・・・・・・・・・・ 47
第5節 信念対立解明アプローチの方法論 ・・・・・・・・・・・・・・・ 54
Column 3 長い間、堆積した信念対立に対処できる？ ・・・・・・・・・ 70
Column 4 怒り狂っている相手には使えない？ ・・・・・・・・・・・・・ 72

第3章 チーム医療論のアップグレード

第1節 チーム医療の論点整理 ・・・・・・・・・・・・・・・・・・・・・・・ 74
第2節 「○○中心の実践」という論点のアップグレード ・・・・・ 77
第3節 「メディカルスタッフのヒエラルキー」という論点の
　　　　アップグレード ・・・・・・・・・・・・・・・・・・・・・・・・・・・・・ 88
Column 5 「お前は俺の右腕（左腕）だ」は褒め言葉？ ・・・・・・・・ 105

第4章 事例で学ぶ信念対立解明アプローチ

第1節 本章までのまとめ ・・・・・・・・・・・・・・・・・・・・・・・・・・ 108
第2節 本章の構成 ・・・・・・・・・・・・・・・・・・・・・・・・・・・・・・・ 114
第3節 栄養サポートチームで生じた信念対立 ・・・・・・・・・・・ 115
第4節 呼吸ケアチームで生じた信念対立 ・・・・・・・・・・・・・・ 123
Column 6 チームの内情に精通したほうがよい？ ・・・・・・・・・・ 132
第5節 リハビリテーションチームで生じた信念対立 ・・・・・・ 134
第6節 褥瘡対策チームで生じた信念対立 ・・・・・・・・・・・・・・ 143
Column 7 インフォーマルなコミュニケーションこそが重要？ ・・・ 152

| Column 8 | 嘘つきには使えない？ · 154 |

第 7 節　糖尿病チームで生じた信念対立 · · · · · · · · · · · · · · · 156
第 8 節　感染症対策チームで生じた信念対立 · · · · · · · · · · · · 165
第 9 節　緩和ケアチームで生じた信念対立 · · · · · · · · · · · · · 173

| Column 9 | 失敗するのは当たり前？ · 182 |

第 10 節　本章のまとめ · 184

あとがき · 186
用語解説 · 188

序論

(1) 信念対立とは何か

　はじめまして、解明師見習であり、作業療法士でもある京極真です。普段は教育者でもあり、研究者でもあります。もともとの専門は精神科リハビリテーション（心のリハビリ屋）です。

　さてみなさんは、チーム医療で以下のような事態に遭遇したことはありませんか。

- 栄養サポートチームで患者の栄養状態について話し合ったところ、メディカルスタッフ間で対応に関する意見に折り合いがつかなかった。チームリーダーの医師が、看護師や管理栄養士をはじめとするチームメンバーから意見を聞いたところ、「本当のことを言うと、私たちは先生（医師）のやり方に納得できない」と言われて困った。
- 看護師長と看護師主任の価値観がズレているため、一般の看護師たちと准看護師たちに降りてくる指示がバラバラであった。看護師長の指示に従うと看護師主任に怒られ、看護師主任の指示に従うと看護師長に怒られる状態だった。そのため看護部門の団結力が低下し、結果的に患者に迷惑がかかった。
- リハビリテーション科主任の理学療法士が重視する方法があるため、それに従えない理学療法士や作業療法士たちが無視されたり、自身が信じる方法に根ざすよう圧力がかけられた。それでも抵抗する職員には退職を迫ることがあった。他部署からは、患者に最も適した方法で仕事をしてほしいと苦情が寄せられた。
- 病院会議で決定した方針として、看護部門の体制を3交代勤務から2交代勤務へと移行することがきまった。しかし、看護師たちからは「安全面に問題がある」などの反対意見が続出した。病院の先行きは暗いと判断した看護師たちから普段よりも多い退職者が出てしまった。

　いかがでしょうか？　多くのメディカルスタッフは、上記のような問題

に遭遇したことがあるのではないでしょうか？　たとえ自分自身は上記のような問題に遭遇したことがなくても、大なり小なりこのような話を耳にしたことぐらいはあるはずです。

　本書でいう「信念対立」とは、チームメンバー（メディカルスタッフ、患者、家族など）間にトラブルが生じ、チーム医療の機能不全を引き起こす可能性がある問題の総称です。「信念対立」は、人間がいればいつでもどこでも生じる問題で、メディカルスタッフに課せられた職務遂行に弊害をもたらす恐れがあります。

(2)　信念対立に耐性のあるチーム医療論

　したがって本書では、チーム医療における信念対立の克服に焦点を絞り、よりよいチーム医療を実践していくためのエッセンスを示すことにしました。その方法が、「信念対立解明アプローチ」です。

　「信念対立解明アプローチ」とは、医療保健福祉領域で生じるあらゆる「信念対立」に対応できるよう体系化された原理的方法論です。信念対立解明アプローチについては、前著『医療関係者のための信念対立解明アプローチ』（誠信書房、2011）で詳述しました。これは非常に大きな体系であるため、本書ではチーム医療における信念対立解明アプローチを示すという目的に照らして必要な考え方と実践法のみ解説しました。したがって、「信念対立解明アプローチ」の全貌を理解したい方は前著をお読みください。

　さて、本書を書こうと思った動機は二つあります。

　最初のきっかけは、以前『精神障害領域の作業療法』（中央法規、2010）という編著書の出版でお世話になった中央法規出版の編集者が、『医療関係者のための信念対立解明アプローチ』の意義をいち早くつかみとり、出版依頼してくださったことなのですが、一つ目の動機としてはまず、前著の執筆後にチーム医療という文脈（あるいは枠組み）では論じきれていないテーマがあるという漠然とした感触が残ったことです。

前著は、信念対立解明アプローチの持つ潜在的な能力を最大限に示すために、あえてチーム医療という枠組みを外して執筆しました。信念対立はチーム医療以外でもどこでも起こることなので、そうしたほうが信念対立解明アプローチの機能性を引き出すことができたからです。それによって、信念対立の消滅・破壊に特化した「全方位型」の原理的方法論を開発できたと考えています。

　他方、信念対立解明アプローチの実践家（解明師と呼びます）は、個別の文脈を考慮した形で実践する必要がありました。したがって本書では、チーム医療という個別の文脈で見いだされるテーマを、新たに論じることでチーム医療における信念対立解明アプローチを再提示することにしました。

　それから、もう一つは、信念対立解明アプローチによって既存のチーム医療論を組み立てなおす必要があるのではないかと思ったことです。信念対立解明アプローチの研究開発前後から、チーム医療でこの方法論を活用するためのノウハウを蓄積してきました。その際、チーム医療に関心のあるメディカルスタッフたちに深くとり憑いたチーム医療論があり、それがチーム医療における信念対立の根底にあるように思われました。そのため本書では、信念対立の温床になっていると思われるチーム医療論を、信念対立解明アプローチによって根底から組み立てなおす作業を行うことにしました。

　このような理由から実際に書き始めてみると、前著ではさらりと触れただけだった「実践の原理」を、もっと全面に押し出した形で論じてみたいと思うようになりました。実践の原理は、2007年に私が研究開発した実践原理論がベースにありますが、本書ではそれをさらに深化させながら信念対立解明アプローチに組み込みなおしました。それによって、信念対立解明アプローチの理路（考え方）そのものも深まったのではないかと思います。

　こうして本書は前著『医療関係者のための信念対立解明アプローチ』の論旨と関連するものであると同時に、信念対立に耐性のある新しいチーム

医療論、そして最新の信念対立解明アプローチ論としても独立して読むことができる内容になったと思います。

(3) 信念対立解明アプローチの実践例

では、信念対立解明アプローチとはどのような実践なのでしょうか。詳細はこれから本書のなかで述べますので、ここではイメージしやすいようにわかりやすい実践例を紹介しておきます。

某病院では、カンファレンスが開催されるたびに、メディカルスタッフたちが喧嘩をしていました。カンファレンスは毎週あるので、常にいがみ合っている状態だったといっても過言ではありません。

そこで、メディカルスタッフの一人が、信念対立解明アプローチをカンファレンスで仕掛けました。具体的には、リハビリテーション医が「作業療法士と理学療法士は患者のADLにしっかり介入せよ」と主張し、整形外科医が「ADLよりももっと身体機能に介入してもらいたい」と主張し、カンファレンスに険悪なムードが漂いはじめたときに、「みんなよりよい医療を提供したいだけなのに、どうしてこうなるのでしょう？」と切りだしたのです。

すると、自分が考える「正しい実践」を主張していた人たちが一瞬、ハッとしたような表情になり、それまでの険悪ムードから、よりよい医療に向かってお互いのよいところは取り入れながら実践していこうというムードに変わったのです。信念対立解明アプローチの共通目標を意識化するという方法を行動に移したところ、カンファレンスのムードがガラリと変わったわけです。

信念対立解明アプローチは信念対立の問題性を抜きとる方法です。上記のケースでは、リハビリテーション医と整形外科医で異なる価値観があり、信念対立を引き起こしていました。そこで解明師は、共通目標を意識化させることで、実践を否定し合う関係から、共通目標に照らしながら実践を活用し合える関係へとシフトチェンジできるよう後押ししました。その結

果、信念対立が問題として立ち現れなくなり、むしろ異なる実践からいいとこ取りし合えるようになったわけです。

このように、信念対立解明アプローチがあっさり奏効したのは、このケースの信念対立が比較的軽かったからで、重度の信念対立の場合、時間と労力をかけて解かざるを得ないこともあります。もちろん信念対立の内実によって信念対立解明アプローチの仕掛け方は変わります。ですが、上記のケースで示したように、信念対立解明アプローチのエッセンスは、メディカルスタッフが信念対立に終始することなく、建設的に実践を展開していけるようにすることに集約されるのです。

(4) 本書の読み方と構成

本書の読み方にはいくつかのパターンがあります。理論的な議論にあまり関心がない人は、第1章を読んだらすぐ第4章を読み、その後に第2章、第3章へと進んだほうが理解しやすいと思います。他方、理論的な議論にも関心がある人は、第1章から最後まで通読してください。

また、本書は次のような構成になっています。

第1章では、みなさんが信念対立という問題の意味を理解できるように解説しました。信念対立という問題設定は比較的新しいため、いまいち問題の意味が理解されていません。しかし、問題の意味がわからないと、対処する術もなかなか理解できません。みなさんは本章を読むことで、信念対立という問題の本質を理解できるようになるでしょう。

第2章では、本書を読み進めるうえで理解が必要な信念対立解明アプローチの理路について論じました。前著の読解を通して論じ直した形になっていますので、前著に慣れ親しんだ読者も新たな気づきが得られると思います。

第3章では、既存のチーム医療の論点のなかから、信念対立に深く結びついた二つの論点、すなわち「○○中心の実践」と「メディカルスタッフのヒエラルキー」に焦点を絞り、信念対立解明アプローチによって根底か

ら組み立てなおす作業を行いました。私の考えでは、この二つの論点はチーム医療の信念対立のいわば血脈です。これらの論点との格闘を通して、信念対立に耐性があるチーム医療論の根底におくべき考え方（理論）を明確にしました。

　第4章では、チーム医療別（栄養サポートチーム、呼吸ケアチーム、リハビリテーションチーム、糖尿病チーム、褥瘡対策チーム、感染症対策チーム、緩和ケアチーム）の信念対立事例を紹介し、全体を通してチーム医療における信念対立解明アプローチの対応法が理解できるように論じました。第4章を通して信念対立解明アプローチの理論と実践をより具体的に把握できるでしょう。

　本書を読み終えたころにみなさんは、チーム医療における信念対立解明アプローチの勘所がつかめているはずです。それによって、臨床実践の改善に少しでも貢献できれば、著者としてこれ以上の喜びはありません。

2012年9月

解明師見習　　京極　真

❖解明師
解明師とは「信念対立解明アプローチ」の専門家です。信念対立解明アプローチの習得過程にある人は解明師見習です。詳細は巻末の用語解説をご参照ください。

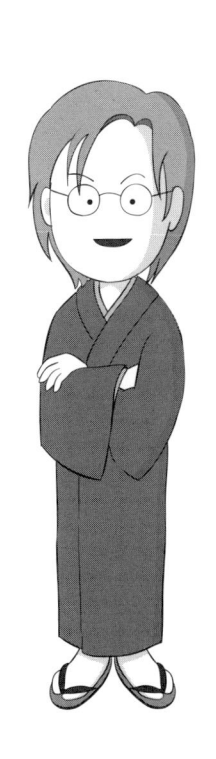

第 1 章

チーム医療の岐路

第1節

チーム医療は取扱い注意!

1　諸刃の剣

　チーム医療は諸刃の剣です。チームメンバーの連携によって集合知が生みだされ、期待以上の効果を収めることもあれば、チームメンバー間の価値観に折り合いがつかず、機能不全を起こしてしまい、深刻な実践の空洞化を引き起こすこともあるからです。

　ここでいうチームメンバーにはメディカルスタッフだけでなく、患者やその家族も含まれます（**図1**）。またチーム医療と一言で表しても、マルチディシプリナリーモデル、インターディシプリナリーモデル、トランスディシプリナリーモデル、固定チームナーシングなどのほかに、栄養サポートチーム、呼吸ケアチーム、緩和ケアチーム、リハビリテーションチームなど実に様々なバリエーションがあります[i) ii) iii) iv)]。上記の問題は、チーム医療のバリエーションを越えて起こる問題です。

　しかし、現代医療においてチーム医療は重要な実践であり、どんなにチーム医療の取り扱いが困難でも、たとえ諸刃の剣であっても、避けて通ることはなかなかできません。

　その理由の一つとして、医療の発展に伴って、メディカルスタッフの扱う問題が高度化、複雑化してしまい、単一の専門職で対応することが困難になってしまったことが挙げられます[v)]。つまり現代医療の対象である健康と生活の問題の全体像が込み入っているがゆえに、画一の専門性からでは全体像をクリアにつかみとり、適切に治療・介入することができなく

なったのです。

　もう一つ理由があります。それは、チーム医療によって、安全性や効率性の向上、メディカルスタッフの負担軽減、疾病や障害に対する医療と生活の質の向上などの効果が得られると考えられていることです[vi]。現代医療は、訴訟問題やマンパワー不足による難題を抱えながら、ケアの質を向上させるように求められていますから、それらの後押し・改善につながるチーム医療が期待されるのです。

　そうした条件が整っているから、いろいろな専門性（観点）を持つメディカルスタッフと患者・家族でチームを構成し、お互いにサポートし合いながら実践していくチーム医療が求められるわけです。チーム医療は様々な難問の克服が求められている現代医療にとって「希望の方法」だと言えるでしょう。

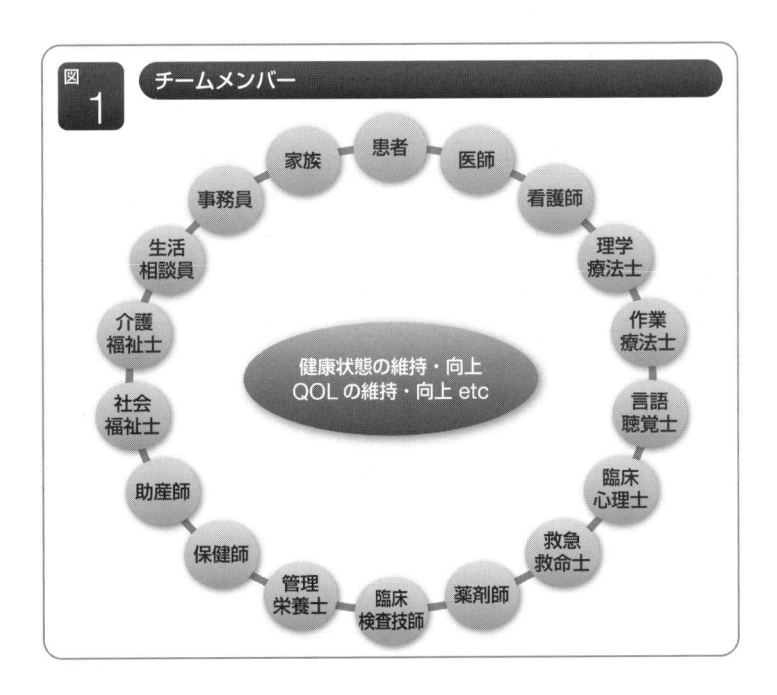

図1　チームメンバー

家族／患者／医師／看護師／理学療法士／作業療法士／言語聴覚士／臨床心理士／救急救命士／薬剤師／臨床検査技師／管理栄養士／保健師／助産師／社会福祉士／介護福祉士／生活相談員／事務員

健康状態の維持・向上
QOLの維持・向上 etc

第1節　チーム医療は取扱い注意！

2　チーム医療はエリート集団で行うべきか？

　みなさんのなかには、「チーム医療の効果を生むためには統一されたエリート集団で行ったほうがよいのではないか？　しかし現実のチーム医療では、チームメンバーの能力にバラツキがあるため、必ずしもよい結果が生みだされていないのではないか？」と思う人もいるかもしれません。

　しかし、実は優秀な人びとからなる統一されたチームよりも、個人の能力にバラツキのある多様なチームのほうがよい結果を生むことが、論理的に証明されています[vii]。これの詳しい証明は省略しますが、多様性を活かした集合知は、個人の能力を超える結果を生みだすことがあるのです。「三人寄れば文殊の知恵」ということわざがあるように、エリート集団でなくても多様性を活かしたチームでは、ハイパフォーマンスが実現されて、画一的なエリート集団を超える結果を弾き出すことも起こりうるわけです。

　一方で、最初に述べた通り諸刃の剣であるチーム医療は現代医療を活かすこともあれば、殺すこともあるのです。つまり、メディカルスタッフの多様性をうまく活かしたチーム医療は、現代医療の可能性を延伸することができますが、メディカルスタッフの多様性によって「信念対立」[viii]を引き起こしたチーム医療は、現代医療の可能性をつぶしてしまうわけです。

　では、いったい信念対立とは何なのでしょうか？　信念対立とは、多様性の活用を阻害する問題ですが、その詳細を論じる前に、次節では、信念対立が岐路となった二つのチーム医療を見てみることにしましょう。

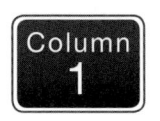

Column 1 チーム医療のモデル

　チーム医療には様々なモデルがあります。その代表例として、マルチディシプリナリーモデル、インターディシプリナリーモデル、トランスディシプリナリーモデルを挙げることができます。

　マルチディシプリナリーモデルの目的は、救急や急性期などで求められる緊急な課題に対応することです。このモデルでは、1名のリーダー（多くの場合は医師）の指示のもと、各々のメディカルスタッフが役割を果たしていくことになります。その問題点は、各メディカルスタッフに課せられた仕事が役割の完遂に限定されることから、連携・協働が弱くなってしまう点にあります。そのうえ、メディカルスタッフのヒエラルキーという問題に絡めとられる可能性もあります。

　インターディシプリナリーモデルの目的は、回復期や維持期、慢性期といった緊急性に乏しく、けれども複雑で多様な問題の解決にあたることです。このモデルのチームメンバーは、お互いに目的を共有しながら、果たすべき役割を担い、連携・協働していくことになります。このモデルの問題点は、高度なマネジメントスキルとコミュニケーションスキルが必要となるものの、そのためにどうすればよいか理解できていないメディカルスタッフが少なくないという点です。

　トランスディシプリナリーモデルはマルチディシプリナリーモデルとインターディシプリナリーモデルの中間モデルに位置づけられています。このモデルを採用したチーム医療では、各メディカルスタッフの連携・協働だけでなく、役割の開放を意図的に行うことになります。役割の開放とは、異なる専門職があえて別の専門職の仕事を担当するということです。例えば、作業療法士が看護師の業務を手伝ったり、看護師が理学療法士の補助に入ったりします。トランスディシプリナリーモデルの問題点は、チームメンバーの役割が不明瞭になり、雑多な業務が増えることです。

　このようにチーム医療のモデルは複数あり、それぞれに利点と欠点があります。欠点のなかには信念対立に通じるものも少なくありません。そのためチーム医療のモデルを活かすには、信念対立解明アプローチを組み込み、必要に応じて信念対立解明アプローチを実践するという意識が必要だと考えられるのです。

第2節

チーム医療の明暗

1　多様性を活かしたチーム医療

　Aさん（78歳、女性）は中等度の脳血管障害（左片麻痺）と認知症があり、回復期リハビリテーションに入院していた。移動には車いすを使用しており、日常生活（ADL）には軽度の介助が必要であった。介護老人保健施設への入所が検討されていたが、環境が変わることによって認知症の進行やさらなる活動性の低下などの問題が引き起こされると予測された。

　主治医であるリハビリテーション医はメディカルスタッフだけでなく、家族を含めた連携体制が必要であると判断した。そのためリハビリテーション医はまず、家族に病状と予想される事態を説明したうえで、家族に意見を求めた。家族は在宅療養に伴う負担と家屋環境が車いす使用に適していないことが不安であると述べた。

　リハビリテーション医は家族の意見を聞いた後、カンファレンスを開催し、看護師、作業療法士、ソーシャルワーカー、理学療法士などのメディカルスタッフとの間で情報を共有し、それぞれに意見を求めた。看護師は家族の負担軽減を考えると、介護老人保健施設への入所が妥当ではないかと述べた。他方、作業療法士は家族の意見だけでなく、Aさん自身の意志にも配慮したうえで対応を考えたほうが、結果的にAさんと家族のためになるだろうと意見した。理学療法士は病状の悪化が予想される以上、在宅療養を勧めるという前提でリハビリテーションを行っていきたいと話した。ソーシャルワーカーは社会資源をうまく利用すれば介護負担を軽減できる

可能性があるし、作業療法士とともに家屋環境の評価を行い、最低限の改修を行っていけば在宅で車いすを使用せずとも生活できるのではないかと意見した。カンファレンスでは、メディカルスタッフが最善の対応を行うためにディスカッションを通して支援法を模索した。その結果、Aさんの意志を確認することと、メディカルスタッフだけでなくAさんと家族も交えて方針を決めることが確認された。

　その後、Aさんと家族、そしてメディカルスタッフを交え、改めてカンファレンスを開き、Aさんは在宅療養を希望していること、しかし家族はAさんの気持ちはわかるものの、やはり不安が拭えないことが確認された。そこで、Aさんと家族がある程度満足でき、なおかつ安心して暮らせるよう、メディカルスタッフから介護負担を軽減するためにADL改善を図ること、ヘルパーの派遣やデイケアなどの社会資源の利用を行うこと、自宅の家屋環境の必要最低限の改修も考慮することなどが提案され、その利点や欠点について闊達に話し合われた。その結果、介護老人保健施設への入所という選択肢を残しつつ、在宅療養に向けた支援を行っていくことになった。

　看護師は退院後に必要なケアについて、Aさんと家族が理解できるよう助言していった。また作業療法士や理学療法士は適宜、家族にAさんのリハビリテーションを見学してもらい、在宅療養になった際に必要な知識の理解と具体的イメージが描けるようにしていった。また作業療法士は、Aさんが退院後に心楽しく過ごせるよう自宅でできる趣味活動の開発を支援した。ソーシャルワーカーは介護老人保健施設への入所を模索しつつも、家屋環境を調査したり、社会資源の活用に向けた準備を進めていった。退院後の支援体制も整ったため、最終的にAさんは退院して家族が待つ自宅へ戻ることになった。

2 機能不全に陥ったチーム医療

　Bさん（82歳、女性）は重度の統合失調症があり、精神科病院に長期にわたって入院していた。日中は車いすに座って、病棟ホールで過ごしたり、作業療法に参加したり、ベッド上で臥床(がしょう)していることが多かった。Bさんの家族はほとんど面会に来ることもないし、今後の目標と方針もはっきり決まっていない状態であった。

　この病院で新入職員として働きはじめた看護師Cは、Bさんを担当することになり、上記の状態を知ってずいぶん驚いた。しかもBさんだけでなく、他にも目標も方針もあいまいなまま漫然とおかれている患者が多くいることに気づいた。

　そのため、看護師長に事態の改善を求めたものの、看護師長は「うちは長期入院で重度の患者が多いし、ご家族もうちにこのままいてほしいと願っていたり、まったく関心のない人ばかりだから、ずっとこの調子でやってきたのよ」とあきらめたような口調で話した。しかし看護師Cは納得できず、看護師長に医師も交えたカンファレンスを行い、各患者の目標と方針を明確に決めて共有していく必要があると繰り返し訴えた。看護師長は看護師Cの主張を妥当だと認め、事態の改善に向けてやっていきましょうと述べた。

　初めてのチームカンファレンスの日程が決まり、看護師Cは当日に向けて患者の評価を行い、看護ケアを計画していった。ところが、チームカンファレンスが始まる時間になっても医師は一人も来ず、ほかの看護師もほとんど準備できていない状態だった。看護師Cは医局に電話したところ、医師からは「あれ？　どうなっていたっけ？」ととぼけた返事であった。看護師Cが状況を説明したものの、医師からは「うーん、診療で忙しいし、急には対応できないから、看護師長にまず相談しておいて」と言われた。

　看護師Cが改めて看護師長に相談をもちかけると、「うちは古い先生が

多いし、情報伝達もうまくいかないから、ずっとこの調子なんだよねぇ」とつれない返事であった。看護師Cが状況の改善が必要だと再三強調すると、「若い人が頑張って」とか「難しいなぁ」と言われるばかりで、どうにもこうにも意見が噛み合わなかった。看護師Cの悩みは深まるばかりで、何とも言えない徒労感ばかりが募っていった。

　ある日、食堂で昼食をとっているときに医師と話す機会があり、その際に医師から「うちの看護はなってない。医師ともっと連携するべきだ」と言われた。看護師Cは内心「（これはチャンス！）」と思い、入職してから感じていた問題点を述べたところ、なんとその医師は「病院の風土に従えなければ辞めるしかないんじゃないか」と言いだした。看護師Cは手のひらを返したような医師の態度に驚いたものの、ここで口論しても仕方がないと思ってぐっとこらえた。

　そうした日々が続くうちに、看護師Cの心のなかに病院の現状に対するあきらめの気持ちが芽生えはじめ、Bさんの看護ケアの目標と方針もあいまいなまま漫然と過ごすようになった。当初、現状を変えるべく頑張った看護師Cは、深い葛藤を抱えたまま現状を黙認せざるを得ないような心境に陥っていった。最近では、「考えるとつらいから」という理由で、物事をできるだけ深く考えないようにしながら、日々の業務を淡々とこなすようになった。

第3節

信念対立という根本問題

1 チーム医療の岐路

　第2節で、メディカルスタッフの多様性を活かしたチーム医療と、他方それを活かしきれず機能不全に陥ったチーム医療の例を挙げました。おそらく多くのメディカルスタッフが、多様性を活かしたチーム医療を実践したいと願っているはずですが、両者を分け隔てたものはいったい何だったのでしょうか。

　結論から言えば、ここで起こったことが「信念対立」です。

　信念対立とは、疑いの余地なき信念が矛盾する事態に直面すると引き起こされる確執です。わかりやすく言えば、信念対立とは、知らず知らずのうちに自分にとっての常識を拡大解釈し、それは他人にとっても常識だと思い込んだがゆえに起こるいざこざのことです（**図2**）。あるいは、特定の価値観を絶対視し、他に押し通そうとしたときに起こる問題だとも言いかえることができます。

　上記の例（機能不全に陥ったチーム医療）でいえば、看護師Cは「本来あるべきチーム医療に変革すべき」という信念に疑いの余地をもっていませんでした。また看護師長は「慣例に従って実践を行うこと」、医師は「縄張り意識」と「慣例に従った実践を行うこと」といった信念に疑いをもっていませんでした。その結果、お互いの信念間に不協和音が起こってしまい、患者に提供する医療の質をどう上げるかという視点がうやむやになっていきました（**図3**）。

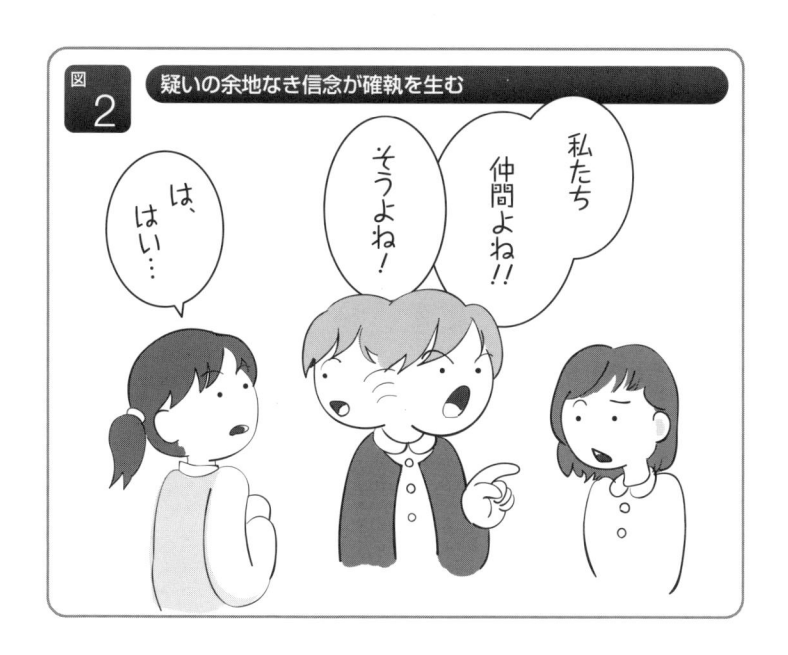

図2 疑いの余地なき信念が確執を生む

　それに対して、最初の例（多様性を活かしたチーム医療）では、チームメンバー（患者、家族、メディカルスタッフ）が状況と目的を踏まえつつ、異なる意見を引き受けながらしっかり連携し、良質な医療を展開していきました。もちろん、異なる意見をぶつけ合っていますから、価値観の対立と呼べるような出来事も起こっています。けれどもこの例では、機能不全に陥ったチーム医療で見られたような信念対立には陥っておらず、チームメンバーで上手に協力し合っていました。

　つまり、この二つのチーム医療の岐路は、チームメンバーたちが自身の信念に疑いの余地をもたずに連携を行おうとしたかどうかにあったと言えます。機能不全に陥ったチーム医療では、自分にとっての当たり前を押し通そうとする傾向が顕著であり、それによって信念対立が生じてしまい、チーム医療の機能不全が起こったのです。

　なお上記の2例では、わかりやすくするために二者関係以上で生じた信念対立を示しています。けれども信念対立は、対立する相手がいなくても、自分のなかで生じるものでもあります（**図4**）。

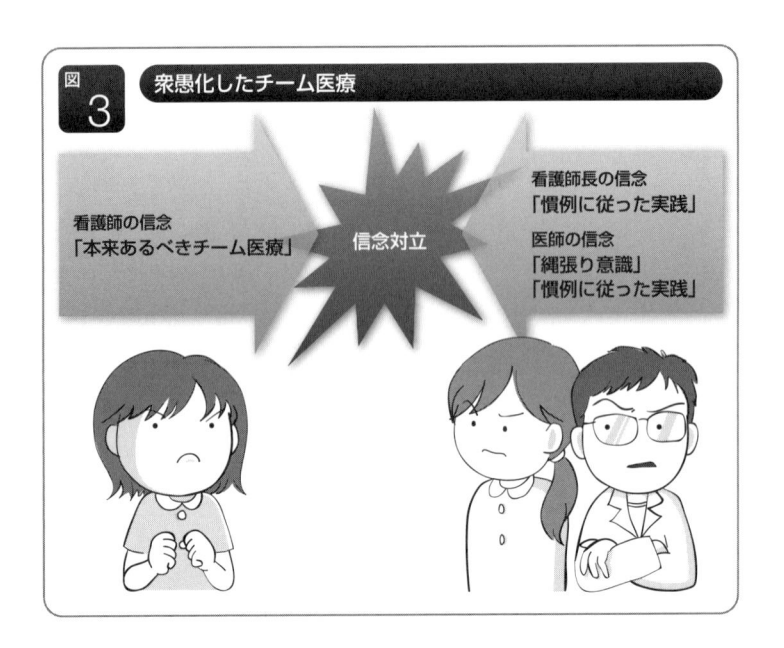

図3　衆愚化したチーム医療

看護師の信念
「本来あるべきチーム医療」

信念対立

看護師長の信念
「慣例に従った実践」

医師の信念
「縄張り意識」
「慣例に従った実践」

　例えば、自分自身は「患者の『夜になると冷えてつらいからベッドサイドでも足浴してほしい』という希望に応えたいけど、そうすると他の患者に対する看護ケアよりも重点をおきすぎることになるため、すべての患者に平等な看護ケアを提供するという考え方に反してしまう。どうしたらいいの？」というような場合があります。これは、自分自身のなかにある「患者の希望に応えたい」という信念と、「患者をえこひいきしてはいけない」という信念がバッティングしており、その結果として倫理的ジレンマ（信念対立の一種。倫理的ジレンマと信念対立の異同は前著を参照してください）が生じています。このように信念対立には、自分自身のうちにある異なる信念によっても引き起こされることがあるのです。

図4 信念対立の異なる側面

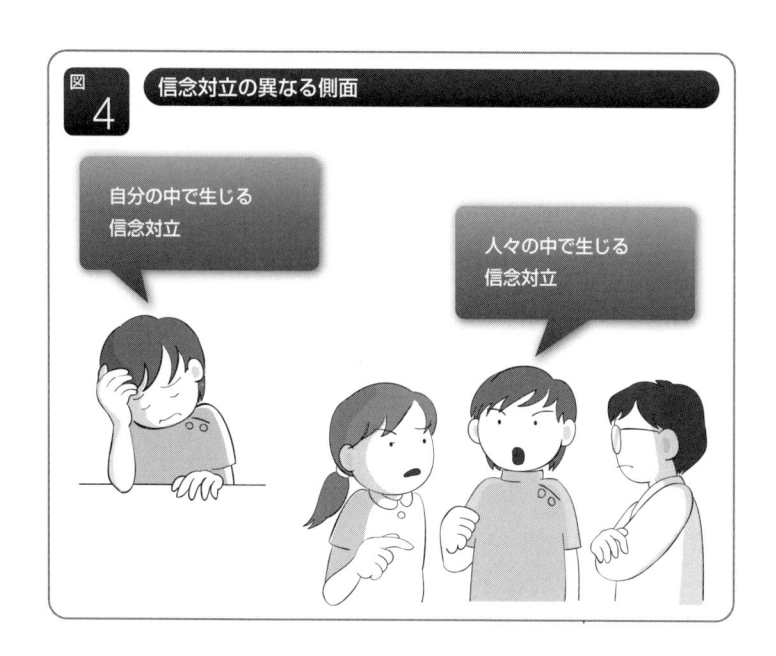

- 自分の中で生じる信念対立
- 人々の中で生じる信念対立

2　なぜ信念対立は問題なのか

　メディカルスタッフは信念対立が生じると、怒り、ストレス、後悔、葛藤、疲労感などの感情に振り回され、どんどん疲弊していきます。疲弊したメディカルスタッフは現状に失望し、よりよい実践を行おうという動機ごと失うこともわかりつつあります（**図5**）[ix]。さらにひどくなっていくと、この問題によって、メンタルヘルスに深刻な問題（例えばうつ病等）を抱えてしまう人さえもいます。

　また信念対立は、チーム医療の機能不全だけでなく、道徳観の欠如、職務の質の低下、医療過誤・医療事故の発生、さらには医療崩壊などの社会的な問題にまで波及すると考えられています（**図6**）。信念対立によって人びとの協働が阻害されてしまい、現代医療に欠かせないチーム医療のメンバーたちが集団的に機能不全を起こし、実践の質の低下を招いてしまう

図5 信念対立で生じる感情問題

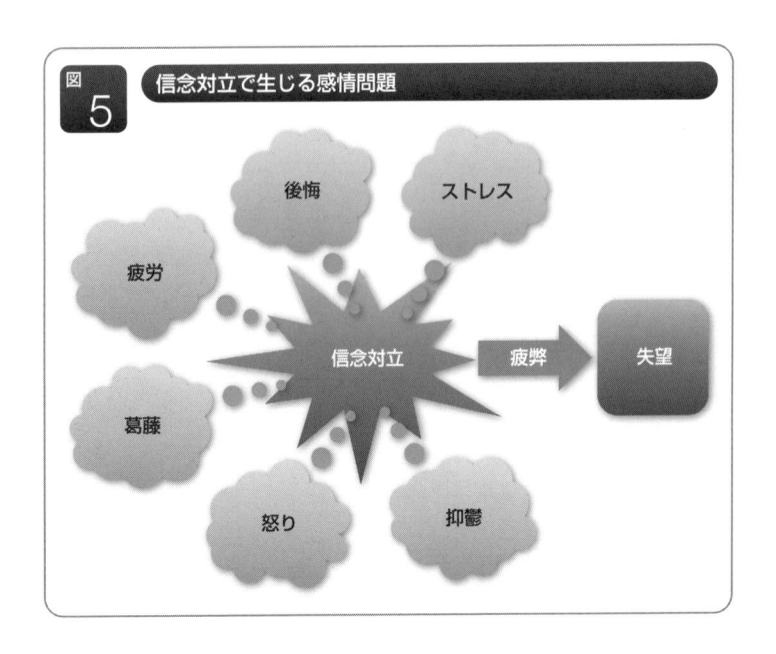

- 後悔
- ストレス
- 疲労
- 葛藤
- 怒り
- 抑鬱

信念対立 → 疲弊 → 失望

図6 信念対立から派生する様々な問題

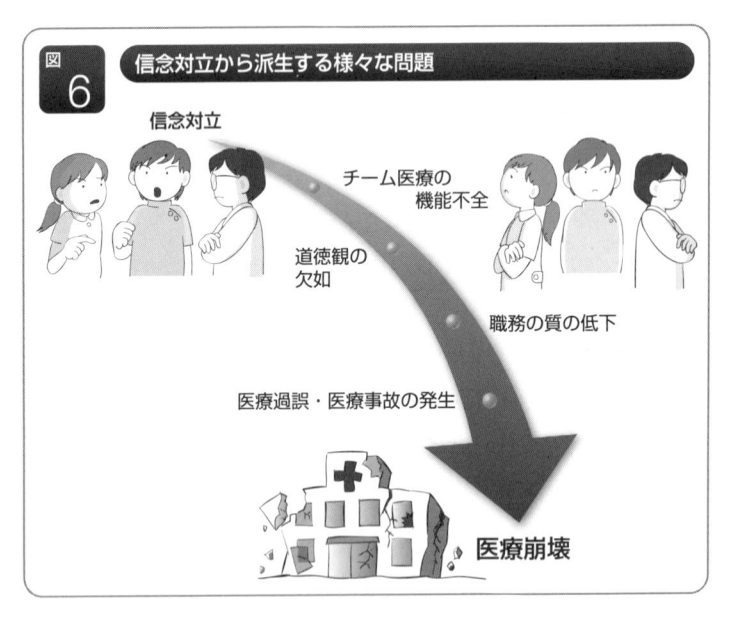

信念対立
- チーム医療の機能不全
- 道徳観の欠如
- 職務の質の低下
- 医療過誤・医療事故の発生

→ 医療崩壊

ためです。したがって、信念対立は現代医療の抱える根本問題の一つだと言っても過言ではないのです。

この問題は、「多様性によって個々の能力を超える」というチーム医療に期待されている効果を見事に崩してくれます。信念対立は、自分にとっての当たり前を、他に押しつけたときに起こる問題ですから、せっかくの多様性を押しつぶしてしまうからです。つまり信念対立は、チームメンバーの多様性を尊重するよりも、知らず知らずのうちに特定の価値観で組織を統一しようとしてしまうがゆえに生じるため、それによってチーム医療がどうしても機能不全を起こしてしまうわけです。チームメンバーの多様性は、チーム医療の武器であると同時に、アキレス腱なのです。

重要なことなので繰り返しますが、チーム医療の効果は、チームメンバーの多様性が活かされることによって生みだされます。個々の信念が状況と目的にしっかり結びついている限りにおいて、チームメンバーの多様性が増せば増すほど、チームメンバーの能力を超えた成果を出せることは、論理的にも示されていることです[x]。ただしそれは、異質な人たちの多様性が認められている限りにおいて、なのです。信念対立は、この多様性を否定する問題ですから、チーム医療を壊してしまうのです。

3 信念対立に陥りやすい人

信念対立に陥りやすい人には共通した特徴があります。私の経験をもとに、正義の人、経験豊かな人、方法の人、マゾの人という整理を行いました（**表1**）。これらの人たちは、疑いの余地なき信念を持ちがちなので、信念対立に突き進みやすいと思われます。

(1) 正義の人

例えば、Evidence-Based Practice（根拠に基づく実践、以下、「EBP」といいます）の爆発的流行で「正しいことを正しく行うべきである」とい

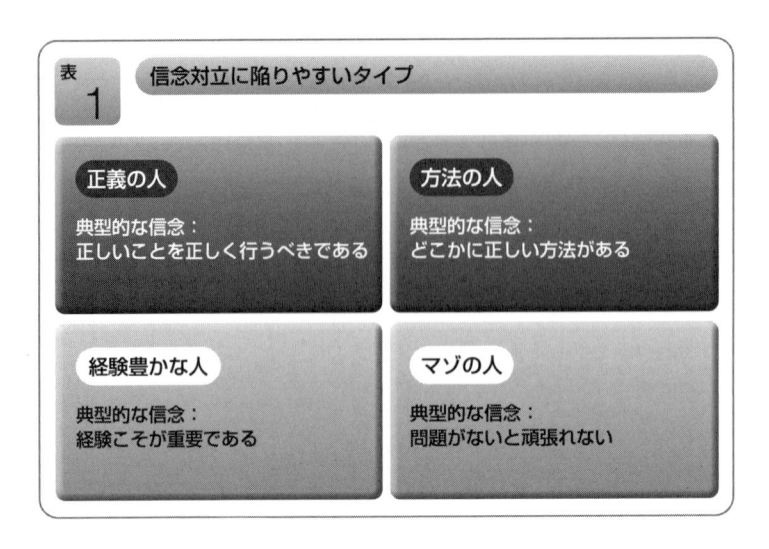

表 1	信念対立に陥りやすいタイプ

正義の人	方法の人
典型的な信念： 正しいことを正しく行うべきである	典型的な信念： どこかに正しい方法がある
経験豊かな人	**マゾの人**
典型的な信念： 経験こそが重要である	典型的な信念： 問題がないと頑張れない

うマインドセット（思い込み）が広まりましたが、この発想に何の疑問ももたない人は信念対立に陥りやすいでしょう（EBPが信念対立を引き起こすという意味ではありません。むしろ信念対立解明アプローチの一部にEBPが組み込まれています）。というのも、「正しいことを正しく行うべきである」という前提で考える限りにおいて、唯一の正しい実践がどこかにあるという思い込みが成立してしまうため、それ以外の実践を否定するダイナミクスが起こるからです。

　例えば、ある作業療法士は「作業に根ざした実践」こそが真の作業療法だと考えていました。ところが、この作業療法士が転職した先は急性期のリハビリテーションが中心でした。作業に根ざした実践は、クライエントが意味を見いだした仕事・遊び・日常生活を、実際の生活環境でできるようにしていくという魅力的な方法なのですが、身体機能の治療が重視される急性期のリハビリテーションでは機能しにくいのです。ところが、この作業療法士は「それは真の作業療法ではない」と憤り、もともといた作業療法士たちを激しく批判しはじめました。その結果、作業療法士たちの関係は険悪になり、チームワークもガタガタになりました。

　確かに正しいことを正しく行うこと自体は間違っていません。けれども、

それが唯一正しい実践であるという発想に結びついた人は、信念対立によってむしろ実践の質を落とすことになるのです。

(2) 経験豊かな人

意外に思われるかもしれませんが、豊富な臨床経験をもっている人も、信念対立に陥りやすいのです。豊富な臨床経験には、経験に裏打ちされた成功体験が含まれるため、自分がやってうまくいった方法がよい方法だという確信に、知らず知らずのうちにとり憑かれてしまいます。そうすると、自分の経験に合わない考え方ややり方を受け入れられなくなり、未体験の実践の否定に陥ってしまうのです。

実際、ある理学療法士が現実的な制約を踏まえたうえで、現状のやり方よりもよりよい看護ケアを提案したところ、ベテランの看護師長から「それは今まで当院でやってきた方法ではない」という理由で一蹴されました。それだけでなく、「理想論をふりまわす甘ちゃん理学療法士だ」というレッテルを貼られてしまい、看護部門の間で理学療法士の信用が落ちるような状態に落とし込められました。それによって、理学療法士がチーム医療に貢献できなくなったのは言うまでもありません。

もちろん、豊富な臨床経験はメディカルスタッフにとって財産です。それによって、臨床の技が磨かれ、より多くの患者を救えることもあるでしょう。しかし、豊富な臨床経験に裏打ちされた成功体験に依存するという特徴があると、信念対立に陥りやすくなるのです。

(3) 方法の人

方法について話す人も、信念対立に陥りやすいと感じています。メディカルスタッフは特定の方法のプロなので、このタイプの人が少なくありません。西條の方法の原理によれば、方法は状況と目的によって価値が決まるという特徴があります[xi]。しかし、方法から語る人は往々にして、その方法が活きる状況と目的を抜きにして方法の有効性や重要性を主張しがちです（西條の方法の原理が問題だという意味ではありません。むしろ方法

の原理は方法をめぐる信念対立を解明します)。そうすると、他の人にとっては「なぜその方法がよいのか」という点が理解できないので、どうしても信念対立が起こりがちです。

例えば、ある病院ではクリニカルパスの導入を巡って盛んに議論が行われていました。クリニカルパスとは、患者・家族とメディカルスタッフが情報を共有していくためのツールです。クリニカルパスの導入によって医療の標準化がもたらされ、費用対効果がよくなるという成果が示唆されています[xii) xiii)]。

しかし、この病院のメディカルスタッフたちは「何のためにクリニカルパスを導入するのか?」という点がクローズアップされないまま、その導入の是非を議論していました。その結果、「ただでさえ忙しいのだから、新たにパスを作っている暇なんかない」という意見と「今の時代、クリニカルパスを導入しないなんてありえない。クリニカルパスは導入すべきだ」という意見の主張合戦がはじまり、信念対立の泥沼にはまり込んでいきました。

知らず知らずのうちに「当院の状況を踏まえたうえで、医療の質の向上と費用対効果を高めるためにはどうすればよいか」という問いが置き去りにされて、「その方法がよいとどうして言えるのか」という点が関係者間で不明になってしまい、クリニカルパス導入の可否をめぐる信念対立が起こってしまったのです。方法に焦点を絞ってしまうと、どうしてもそれが必要になる状況や目的の共有化が進まず、方法の意味や価値が理解できない状態ができてしまい、不毛な信念対立が起こりえるのです。

(4) (精神的に) マゾの人

なかには知らないうちに信念対立に依存しているメディカルスタッフがいます。そういう人は、「うちのチームメンバーは、何か言うとすぐに否定だけして、建設的な提案がない。チーム医療のレベルを高めるためには否定し合う関係性から脱却する必要がある」と口では言っていても、信念対立がないと頑張れないので知らず知らずのうちにチーム医療が機能不全

を起こす方向に向かって頑張ることになります。

　例えば、ある臨床心理士は「うちの病院（精神科病院）の多くのメディカルスタッフは、患者さんを人として扱っていない。例えば、患者さんが病棟レクリエーションの開始時間に遅れると、『何やってんの！早く行きなさい！』と怒鳴り散らすんです。なかには暴力を振るう人もいます。この現状はどうにかしないと、まともなメディカルスタッフから退職してしまい、うちの病院の質がどんどん低下してしまう」と言っていました。つまりこの臨床心理士の話では、病院のなかで患者に対して非人道的な対応を行うことに疑問を感じない多数派と、少しでも状況を改善したいという少数派がおり、この人自身は後者に加担しているようにみえるのです。

　しかし、いざ変革に向けた取り組みが芽生えはじめると、その臨床心理士は「そんなに簡単に変わるわけがない」「状況を好転させようと取り組むと、他のメディカルスタッフから白い目で見られる」「やっぱり調和って大事だと思う」などと言いだし、どんどん非協力的になりました。そんなある日、飲み会で「私はいざこざがないと頑張れないのよねぇ」とポツリともらしました。

　こういうタイプの人は、信念対立している状況を問題視しているにもかかわらず、知らず知らずのうちにそれに依存していると考えることができます。みなさんのなかには「そんな人が本当にいるのか？」と思う人もいるかもしれませんが、実際にいるのです。信念対立に依存している人は、信念対立が起こってもらわないと困るので、「チームメンバーの円滑なコミュニケーションが必要だ」とか「患者さんのためにメディカルスタッフ間で協力し合いましょう」と言いつつも、無意識のうちにその振る舞いは信念対立の生成に貢献していることがあります。このようにあえて困難な状況を望む精神的にマゾの人も、信念対立の発生を裏支えしていることがあるのです。

第4節

信念対立は誰でも陥る問題

　上記のような例を挙げると、なかには「それは特殊な例だ」と思う人がいます。けれども、信念対立は人間社会がある限りにおいて大なり小なり起こりうる問題です。そこで、信念対立の理解をさらに補うために、もう一つ例を示しておきましょう。

　メディカルスタッフは社会人としてのマナーを守るべきだと考える医師が、患者に対して「おじいちゃん、元気してたぁ♪（´▽`）」といった言葉遣いをする看護師に出会いました。看護師は、患者と一言で表しても人それぞれなのだから、患者との関係性に応じて柔軟に対応を変えるべきだと考えていたのです。ある日、医師は看護師に言葉遣いの改善を要求しました。しかしむしろ看護師は、医師の発想は柔軟性に欠けるといって不満をもらしました。それでも医師は「（メディカルスタッフが社会人としてのマナーを守るのは当たり前ではないか）」と内心思いました。

　どうでしょうか？　おそらく、ほとんどの読者は上記の医師の考え方に同意したと思います。どんな理屈を並べても、言葉遣いをわきまえない看護師に非があるだろう、と。

　ここで考えてみてください。そういうマインドセット（思い込み）に疑問を感じないこと自体が、多様性を押しつぶすきっかけになって、チーム医療の可能性を壊してしまうとは思いませんか？　多様性を活かすということは、自分にとって気に入らない観点や価値観もとりあえず認めるということです（全面的に賛同するという意味ではありません）。最初からそれを否定するスタンスに疑問を感じないうちは、信念対立の引力圏から逃れることはできないのです。

　そうすると「上記は例が悪い。こんな例であれば、誰だって医師が正し

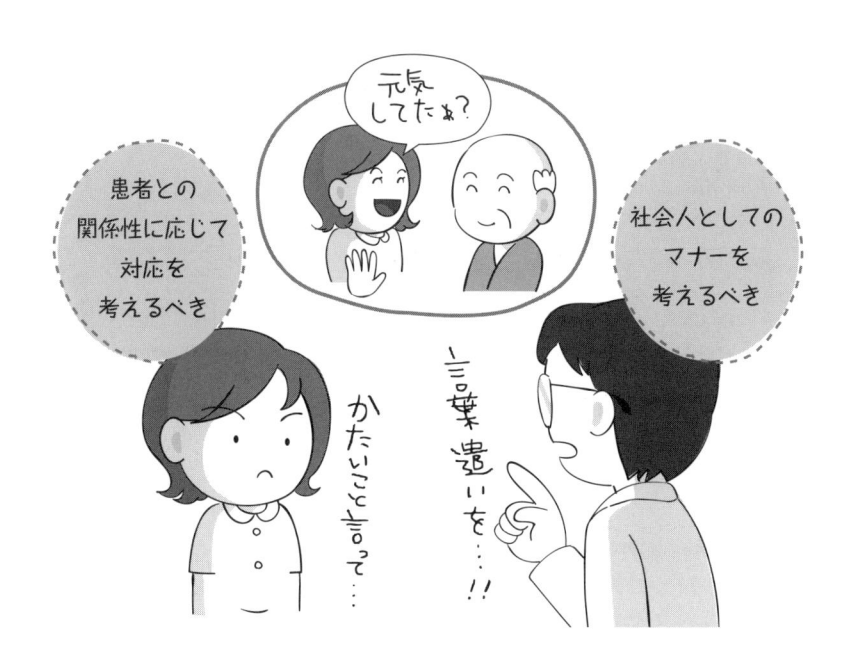

いと思うはずだ」と思う人もいるかもしれません。そう思ってしまうこと自体は確かにその通りだと思います。しかし、そう思ってしまうことの「意味」をよく考えてほしいのです。「誰だってそう思うはずだ」という感度は、私たちが大なり小なり自分では疑いえない確信をもっていることを意味しています。信念対立はそういう確信が引き起こす問題です。つまりそうであるがゆえに、私たちは誰でも信念対立に陥る可能性があるということです。

　こうしてみると、信念対立は極めて個人的問題のように見えるかもしれません。個人が素朴に信じきっていることが、信念対立を引き起こす、と。しかし、社会は個人の集合体ですから、信念対立は個人の問題であると同時に社会の問題でもあるわけです。そのためこの問題はチーム医療の機能不全だけでなく、職務の質の低下、医療過誤・医療事故の発生、医療崩壊などの社会問題を引き起こすのです。

　覚えておいてください。信念対立を放置することで割を食うのは、関係者全員なのです。

本章の課題

1. 信念対立とはどのような問題ですか？
   →わからなかったら22頁へ

2. あなたは信念対立を体験したことがありますか？ それはどのような信念対立でしたか？

3. あなたが体験した信念対立はなぜ起こり、いかに体験され、どのような結果に至りましたか？

引用・参考文献

i) Gorman P: Managing multi-disciplinary teams in the NHS. Open university press，1998
ii) 篠田道子：多職種連携を高めるチームマネージメントの知識とスキル．医学書院，2011
iii) 水本清久、石井邦雄、土本寛二、岡本牧人（編）：実践チーム医療論，実際と教育プログラム．医歯薬出版，2011
iv) 西元勝子：固定チームナーシング入門．看護の科学社，2011
v) http://www.mhlw.go.jp/shingi/2010/03/dl/s0319-9a.pdf
vi) http://www.mhlw.go.jp/shingi/2010/03/dl/s0319-9a.pdf
vii) Page SE: The difference. Princeton University Press，2007
viii) 京極　真：医療関係者のための信念対立解明アプローチ，コミュニケーションスキル入門．誠信書房，2011
ix) 小林夕子：介護老人保健施設で働く作業療法士が体験する信念対立とその対処法．吉備国際大学大学院（通信制）保健科学研究科作業療法学専攻修士論文．2012
x) Page SE: The difference. Princeton University Press，2007
xi) 西條剛央：人を助けるすんごい仕組み，ボランティア経験のない僕が、日本最大級の支援組織をどうつくったのか．ダイヤモンド社，2012
xii) 伊勢雄也，本城和義，宋　静香，瀬尾　誠，片山志郎，平野公晟，三橋恭子，吉行俊郎，木山輝郎：胃切除患者クリニカルパスの薬剤経済学的評価．J Nippon Med Sch Vol. 70: 53-56，2003
xiii) 阿部麻衣，末丸克矢，守口淑秀，井門敬子，池川嘉郎，荒木博陽：帝王切開患者におけるcefazolinとflomoxefの術後感染症防止効果並びに費用対効果の比較，クリニカルパス導入効果の観点から評価．日本病院薬剤師会雑誌，42(7)，924-926，2006

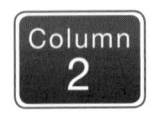

Column 2 チーム医療はできて当たり前だって本当?

　「チーム医療はできて当たり前なのに、どうしてそれができないんだと思うと、情けないし、腹立たしいです」と自分たちを責めるようにおっしゃる方がいます。私は志が高くて立派だなぁと思う反面、本当にチーム医療はできて当たり前なのだろうかと疑問に思います。なぜなら、本書で詳述しているように、チーム医療の特徴である考え方の異なる人びととの交流は、信念対立が発生する契機になるからです。信念対立が形成されると、人びとの協力関係にほころびが生じますから、それを必須とするチーム医療も暗礁に乗り上げることになります。

　本書はチーム医療という文脈（枠組み）で論じていますが、原理的に考えれば、信念対立は人間が集まれば起こる可能性があるので、人間社会にとって普遍的問題だと言えます。つまり信念対立は特殊な問題ではないのです。むしろ、人間の歴史を振り返ると、信念対立が起こっている状態がデフォルトであるとさえ言えると僕は思います。

　そう考えると、「チーム医療はできて当たり前だ」という発想は「高望み」しすぎているという話になります。チーム医療すなわち異なる考え方の人たちの協力は、協力関係を押しつぶす信念対立と表裏一体ですから、そう考えたほうが理にかなっているわけです。ですから、チーム医療ができないからといって、情けないとか、腹立たしいなどといって自責の念にかられる必要はないのです。

　信念対立という問題を織り込むと、「チーム医療はできなくて当たり前だ」が実践の始発点になります。そのうえで、どういう条件が整えば信念対立に阻まれることなく、チーム医療を実践できるようになるのかを考えていくことになるのです。チーム医療はマストアイテムですから、できなくて当たり前だからできなくてもよいとはならず、それが成立する条件を考えていくわけです。

　では、チーム医療が成立する条件とはいったい何か。その答えは、本書で詳述していますので詳細は省きますが、大事なところなのであえてポイントを言っておくと(1)相対可能性、(2)連携可能性の二つになります。原理的に考える限りにおいて、この条件を満たすことができたときに、チーム医療は信念対立に阻まれることなく、多様性を活かした実践として機能しはじめるのです。

　私たちが人間である以上、チーム医療はできなくて当たり前です。だからこそ、それが成立する条件を満たすように実践する必要があるのです。

第 2 章

信念対立解明アプローチという方法論

第1節

信念対立解明アプローチとは何か

　それでは、信念対立に耐性のあるチーム医療は、どうすれば実現できるでしょうか。

　結論から言えば、「信念対立解明アプローチ（Dissolution approach for belief conflicts、DAB）」[i]という方法論を活用すればよいのです。「信念対立解明アプローチ」は、医療保健福祉領域で生じる信念対立に対処する方法論として研究開発されました。このアプローチによって、考え方とやり方を変容させていけば、信念対立に耐性のあるチーム医療へと変えていける可能性を確保できます。

　信念対立解明アプローチは非常に大きな体系です。**図7**で示すように、信念対立解明アプローチは「哲学的基盤」「理論的基盤」「技法論的基盤」から構成されています。具体的な解明の技法論には、「解明交流法」「解明評価」「解明態度」「解明術」があります。「解明交流法」は、信念対立解明アプローチに通底するコミュニケーションスキルで、傾聴・共感・質問のセクションからなります。「解明評価」は、観察・面接を通して信念対立が形成される諸条件を明らかにするもので、これによって常に生成・変化する信念対立に対応して常に捉え返していきます。「解明態度」は、自分自身のうちに生じた信念対立を解明していく方法で、信念対立解明アプローチの実践家（解明師）のマインドセット（思い込み）をシフトチェンジしていくために使用します。「解明術」は、信念対立に陥った人びとに取りついた信憑を払い落すために使用していきます。

　本書の性質上、「哲学的基盤」「理論的基盤」「技法論的基盤」の詳細な説明については割愛しますので、詳しくは前著にあたっていただく必要がありますが、大きな枠組みを言うとこれらの技術は、医療保健福祉領域で

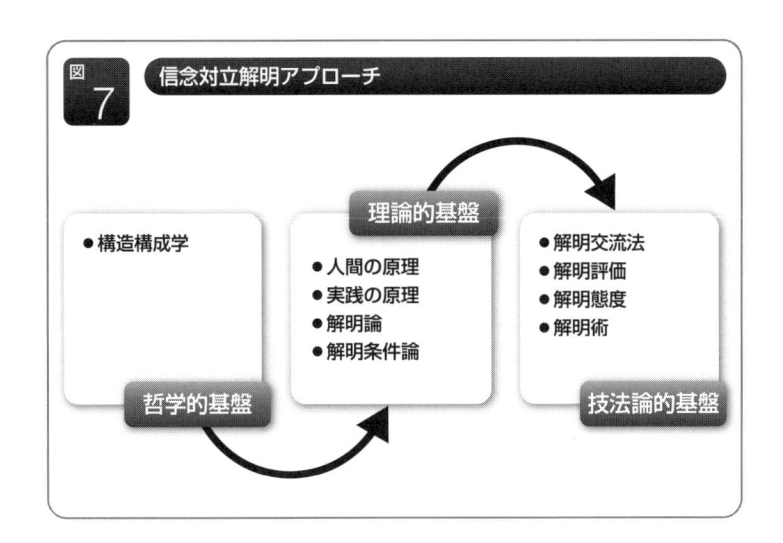

図7 信念対立解明アプローチ

- 構造構成学

哲学的基盤

理論的基盤
- 人間の原理
- 実践の原理
- 解明論
- 解明条件論

技法論的基盤
- 解明交流法
- 解明評価
- 解明態度
- 解明術

生じる信念対立という問題が問題として成立しえないように諸条件を整えるための原理的方法論です。もう少し言えば、信念対立解明アプローチは、信念対立という問題そのものを破壊・消滅させる可能性を確保したものなのです。

　多様性を潰してしまう信念対立を根本から解消できるのであれば、多様性を活かす可能性を原理的に確保することができます。また、それによって、チーム医療の成果を高める可能性の幅も原理的に広げることができるでしょう。したがって、信念対立解明アプローチはチーム医療のポテンシャルを引き出すうえで有効な方法論の一つだと考えられるのです。

第2節
原理とは何か

　本書では「原理」や「原理的」といった用語がたびたび登場します。みなさんの理解を補うために、「原理」について解説しておきます。

　本書でいう「原理」とは、特定の関心のもとで丁寧に（論理的に）考えていけば、誰でも共通理解しうる可能性が高い考え方のことです（**図8**）。つまり、何らかの問題を解くために考えられる無数の思考のなかから、「おそらく誰が考えても、この問題を解くためには、このように考える他ないはずだ」という非常に強力な思考の道筋を示したものが「原理」なのです。

　原理の例として、構造構成学の「現象」があります。現象とは立ち現れたすべての経験です。「現象」には、普段の体験だけでなく、例えば幻覚や妄想、霊体験なども含まれます。この理路は、信念対立を克服するために、立場がまったく違っても共通了解できる可能性を確保するために考案されました。

　「現象」は徹底的に疑うことで原理かどうかは確かめることができます。例えば、みなさんは今、読書をしていますが、この体験をあえて疑うと、もしかしたら夢かもしれない可能性が生じます。またみなさんは自身の存在を疑っていないかもしれませんけれども、これも徹底的に疑えば過去の記憶とともに0.1秒前に生まれた可能性を否定できなくなります。

　しかし、みなさんが徹底的に疑うことを含めて、何かが立ち現れていること自体を否定することはできません。立場を変えると、それぞれの体験に疑わしさが含まれるけれども、疑わしい感覚を含めて経験していることは否定できないからです。「現象」は徹底的に疑うことに耐える可能性を確保した理路なので、原理の例として挙げることができるのです。

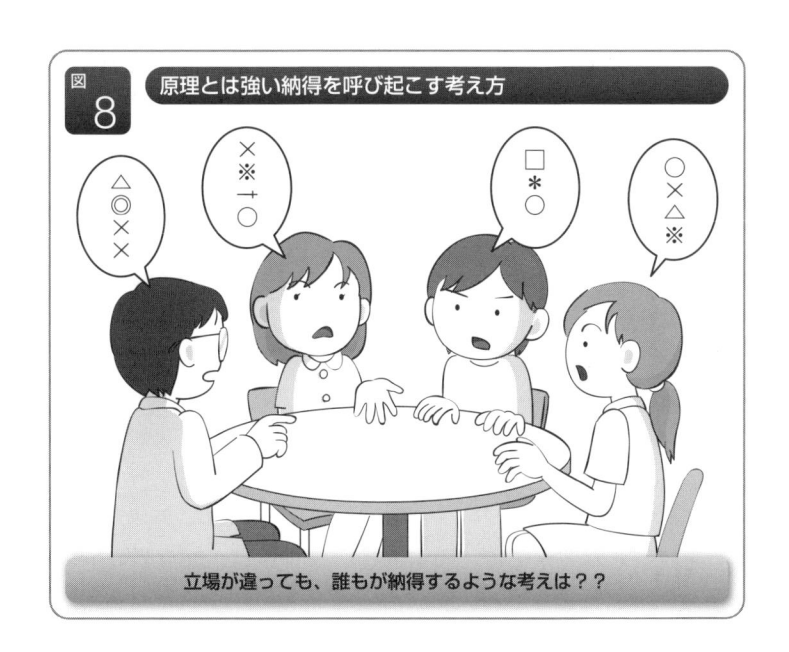

図8 原理とは強い納得を呼び起こす考え方

立場が違っても、誰もが納得するような考えは？？

　また、原理というと、「原理主義」を連想される人もいると思われます。しかし、「原理」と「原理主義」は似て非なるものです。原理主義は特定の主張の正当性に対して「信じる」ことを要請しますが、むしろ原理は他者が批判的吟味をすることを要請しています。つまり「原理」とは、あらかじめ成立するような考え方ではなく、各人の洞察を通して納得されたときに初めて原理として成立するという特徴があるのです。

　信念対立解明アプローチは、信念対立を解き明かすという観点のもとで徹底的に考え抜き、「おそらくこの方法論でやらなければ、この問題を終わらすことはできないだろう」という理路を体系化して組み立てました。もちろん、その妥当性の吟味は必要ですが、本書の性質上ここでは、みなさんはそういう意図でこの方法論が組み立てられたと理解しておいてください（信念対立解明アプローチの原理性を吟味したい読者は前著をお読みください）。

第3節

解明とは何か

1 解決の意味

　さて、信念対立解明アプローチはその名が示す通り、「解決」ではなく「解明」を目指した方法です。両者の違いの理解は、信念対立解明アプローチを活用するうえで極めて重要です。

　ここでいう「解決」とは、問題の成立を前提にしたうえで結論を用意することによって、問題を終わらせる営みです。つまり解決は、信念対立の前提にある自分にとって当たり前の考え方や感じ方には手をつけずに妥協点を見いだしていく方法だということができます。

　この場合、信念対立の構造自体は残ったままになるため、解決した後でも類似した問題が生じる余地を残すことになります。また「解決」は、信念対立の発生構造を前提にしたまま問題を終わらせようとするため、逆に問題を強化してしまうこともあります。

　例えば、ある職場内で看護師同士のいじめがあったとします。上司は、それを解決するためにいじめた看護師たちに「どうしてそんなことをするの？　いい大人なんだから、そういうことはやめなさい」と注意しました。その結果、いじめを行った看護師たちの行為はより発見しにくいものになり（つまり陰湿になり）、いじめられた看護師は耐えきれなくなってその職場を辞めてしまいました。このケースは、上司がいじめの解決を急ぐあまり、職場内のいじめ（信念対立の一種）を強化してしまったと理解することができます。

2 解明の意味

　これに対して「解明」は、謎を解くことであり、問題が生じる余地を根こそぎ刈り取ってしまう営みになります（**図9**）。つまり解明とは、問題が成立する諸条件を変えてしまうことで、問題が問題として成り立たないようにしていく方法なのです。

　「解明」の場合、信念対立の発生構造自体に変化が生じますので、解明が成功した際には、問題が生じる余地が削ぎ落されることになります。また解明ができると信念対立という問題を解消した形で次の対応を考えることになりますので、副次的に問題の解決も行いやすくなります。

　先述した職場内のいじめの例で言えばまず、どういう条件がそれを引き起こしているのかを考える必要があります。それは例えば、マンパワー不足で疲弊した看護師たちが、たまたまその看護師をはけ口にしていたのか

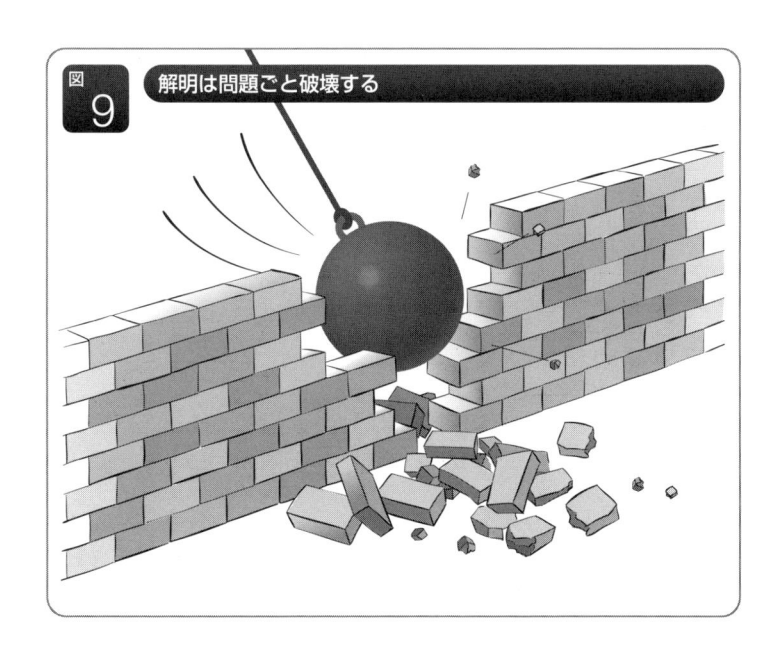

図9　解明は問題ごと破壊する

もしれません。あるいは、出身校が違うという理由で問題が起こったのかもしれません。もし前者であれば、マンパワー不足という状況を共有したうえで、看護師の人員配置を見直し、できるだけ忙しいところに人員を厚めに配置できるような工夫を行う必要があるかもしれません。一方、後者が理由であれば、職場内の目標をしっかり共有し、各職員が職場や立場に固執することなく目的達成に向けて貢献していくための素地を整える必要があるかもしれません。

このように「解明」では、信念対立が起こった諸条件を把握していき、組み替えることによって問題が問題として成立しないための諸条件を整えていくのです。

つまり、「解明」と「解決」は問題を終わらせるという点では同型であるものの、問題の終わらせ方が異なるのです。「解決」の問題点は、介護老人保健施設で働く作業療法士を対象にした小林の研究[ii] で示唆されています。それによると、作業療法士たちは臨床現場で信念対立が起こると「解決」を試み、それでは信念対立をうまく処理できないため、疲れ果てて失望に至ると示されています。「解明」という方法が体系的に示されたのが2011年であり、まだ十分に普及していないためにこうした事態になっていると思われます。「解明」と「解決」の違いは、信念対立に耐性のあるチーム医療を展開するうえで非常に重要なのです。以下、さらに理解を補うために、野球を例に議論を補足していきましょう。

3 解明はメタレベルの変化を引き起こす[iii]

よく知られているように、野球にはバッターがピッチャーの投球を3回空振りしたらアウトになるなどのルールがあります。選手たちはそのルールのもとで勝敗を競い合います。

ここで問題を「選手たちが空振り三振してアウトになること」とすると「解決」は、野球のルールを前提にしたうえで、監督やコーチとともに選

手たちが空振り三振しないようにトレーニングをしたり、ゲームに負けないような戦略を立てたりすることです。野球は特定のルールのもとで行なわれますが、ゲームそのものは一試合ごとにまったく異なる展開を示すことになります。

　どのような様相を呈するゲームでも、特定のルールを前提に行なわれている点には変わりありませんので、空振り三振をしたらアウトになるという事象は、どうしても反復して出現することになります。

　それに対して「解明」は、野球のルールごと変更してしまうことによって、「空振り三振」という問題が起こらないようにしてしまおうとする営みである、と例えることができます。それによって、既存の野球とはまったく異なるプレーが展開されることになります。例えば、アウトの基準が10回の空振りになるというルール変更によって、バッターが空振り三振でアウトになる事象が出現する可能性は限りなく少なくなることでしょう。

　以上は少し極端な例でしたが、信念対立解明アプローチでいう「解明」とは、問題の発生構造ごと根こそぎ刈りとってしまう方法である、という

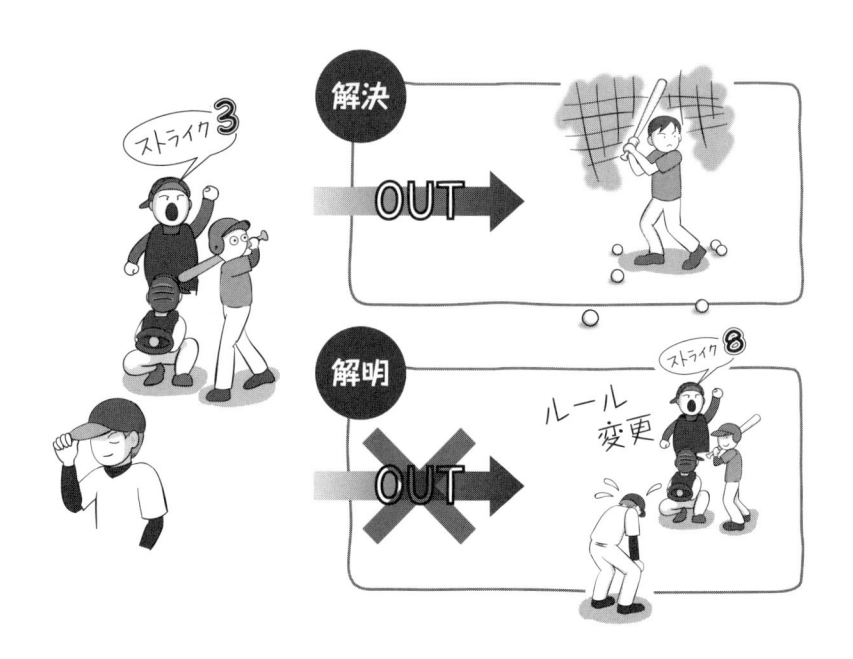

のはそういう意味なのです。もう少し言えば、信念対立解明アプローチでいう「解明」とは、信念対立という問題を発生させるルール、すなわち疑いの余地のない信念（考え方や感じ方）を変化させることによって、信念対立を消滅・破壊してしまう営みなのです。

したがって、特定のルールを前提に「営みの変化」を狙う「解決」に対して、営みの前提にあるルールの変化を狙う「解明」は、メタレベルの変化を引き起こす方法論であると言うことができます。つまり「解明」は、解決で引き起こす変化よりも、一段上（下）のレベルの変化を引き起こすのです（**図10**）。「解決」と「解明」では変化のレベルが異なるのです。信念対立解明アプローチではメタ変化（高次元の変化）を引き起こすという理解は、信念対立への耐性を備えたチーム医療を実現するうえでとても重要なのです。

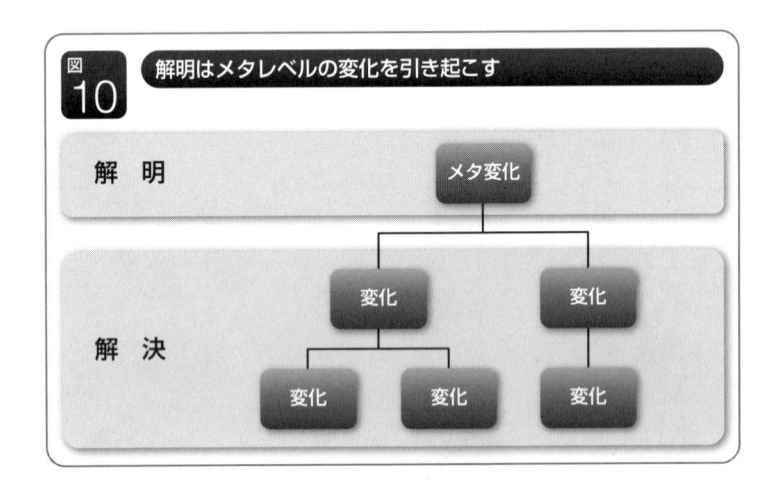

図10　解明はメタレベルの変化を引き起こす

| 解明 | メタ変化 |
| 解決 | 変化 / 変化 / 変化 / 変化 / 変化 |

第4節 解明の成立条件

1 ルール変更のポイント

　もちろん闇雲にルールを変更すれば、それによって新たな信念対立が生じることがあります。そのため、信念対立解明アプローチでは解明の諸条件を定めています。それは「相対可能性」と「連携可能性」の二つを確保することです（**図11**）。

　前著ではこの2条件を、条件1＝契機−志向相関的な現象の構造化を行う主体であると自覚させること、条件2＝疑いの余地のない信念の成立根拠を削ぎ落とすこと、条件3＝連携可能性を確保する回路を構築すること

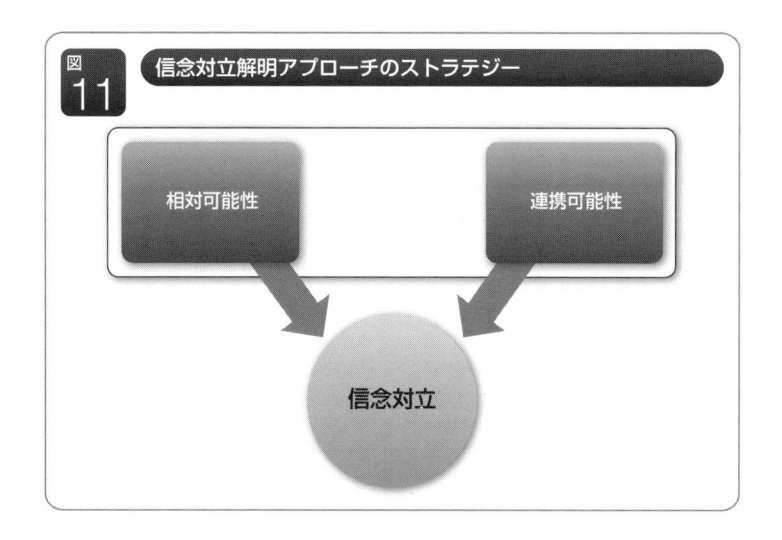

図11　信念対立解明アプローチのストラテジー

相対可能性　　連携可能性
↓　　↓
信念対立

という3条件で示していました。本書ではよりわかりやすくするために、条件1と2は「相対可能性」、条件3は「連携可能性」というように整理し直しました（**図12**）。しかし、理論の内実に変更はありませんのでご注意ください。

さて、**図4**で示したように、信念対立には自分のなかで生じるものと、人びとのあいだで生じるものがあります。「相対可能性」と「連携可能性」は、両方の信念対立を解くために必要な解明の諸条件であり、解明の技術論に直結したものになっています。**図12**で示した解明態度壱号・弐号・参号は自分のなかで生じた信念対立を、解明術壱号・弐号・参号は人びとの間で生じた信念対立を解き明かすためのものです（**図13**）。両者は便宜上呼び方を変えていますが、使用するベクトルが異なるだけで基本方法は同じです。

信念対立解明アプローチでは、あらゆる信念対立を「解明評価」で持続的に捉え直し、「解明交流法」を通底させながら「解明態度」と「解明術」を用いて克服していくことになります。これらのスキルは、「相対可能性」と「連携可能性」を確保するためにあるのです。もちろん、信念対立は生成・変化しますから、「相対可能性」と「連携可能性」の確保は行きつ戻りつしながら、信念対立解明アプローチを試みていくことになります。また本章第5節で示すように、「解明態度」と「解明術」に共通する基本方法はありますが、現実の信念対立は多様性を極めるため、信念対立解明アプローチでは「相対可能性」と「連携可能性」を確保できるのであればどのようなやり方でもよいというスタンスを採用しています。

さて、繰り返し述べているように、信念対立は自分の考え方・価値観を知らず知らずのうちに絶対視した状態で、異質な考え方・価値観に出会うと生じる問題です。つまり信念対立は、自分にとっての当たり前が他人にとっての当たり前ではないという、それこそ当たり前の事態に気づいていないと起こるわけです。

図12　解明条件論の階層構造と技法論の関係

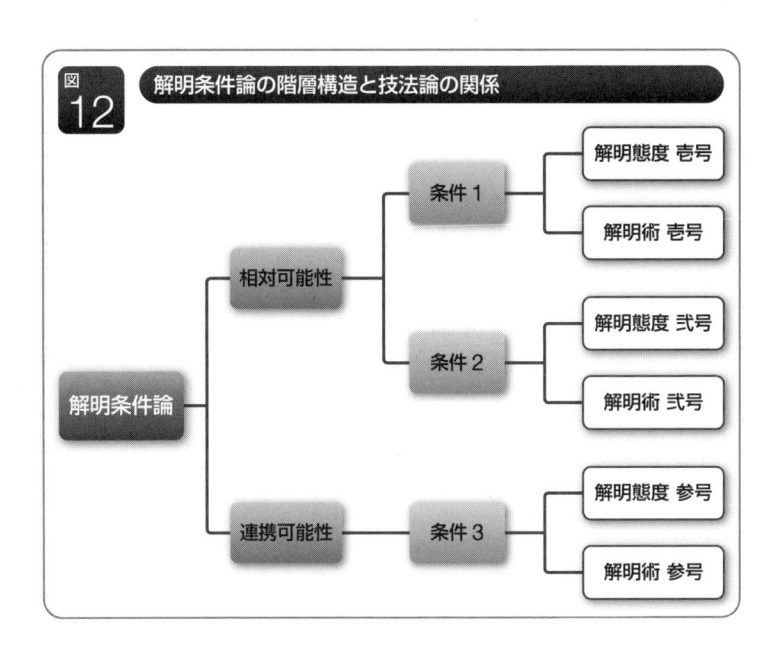

- 解明条件論
  - 相対可能性
    - 条件1
      - 解明態度 壱号
      - 解明術 壱号
    - 条件2
      - 解明態度 弐号
      - 解明術 弐号
  - 連携可能性
    - 条件3
      - 解明態度 参号
      - 解明術 参号

図13　信念対立と解明態度および解明術の関係

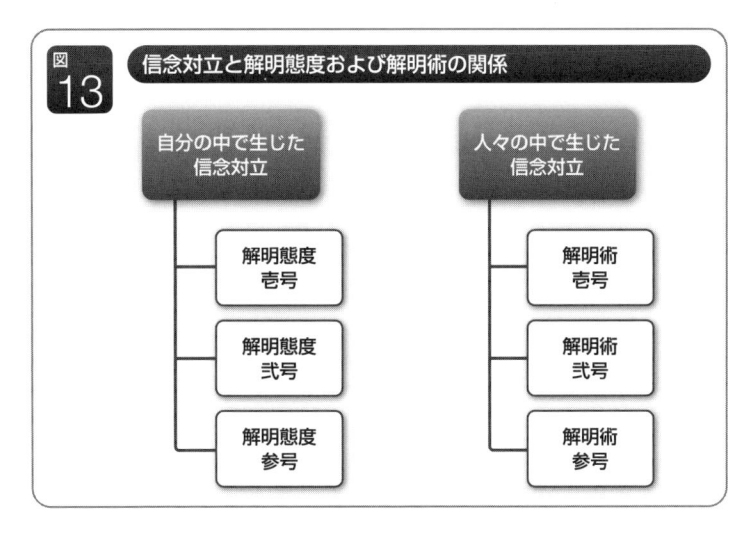

- 自分の中で生じた信念対立
  - 解明態度 壱号
  - 解明態度 弐号
  - 解明態度 参号
- 人々の中で生じた信念対立
  - 解明術 壱号
  - 解明術 弐号
  - 解明術 参号

2 相対可能性とは何か

　そのため、この問題そのものを終わらせる条件として、信念対立解明アプローチでは、まず「相対可能性」を拓く必要があるとしています。端的に言うと、相対可能性とは、one of them（その他大勢の一人）を自覚できるということです（**図14**）。つまり「相対可能性」とは、私にとっての当たり前は他人にとっての当たり前ではない、人によって置かれている状況や物事を受け止める観点、価値観はそれぞれ異なっていると意識化できるようになることなのです。

　例えば、自分の診療スタイルにこだわる外科医がいるとします。この外科医は、他科の医師の意見には耳を貸さず、他のメディカルスタッフとの連携にも関心がないような状態でした。そのため、他科の医師からは「自分の殻にこもった偏屈なやつだ」と陰で揶揄され、医師以外のメディカル

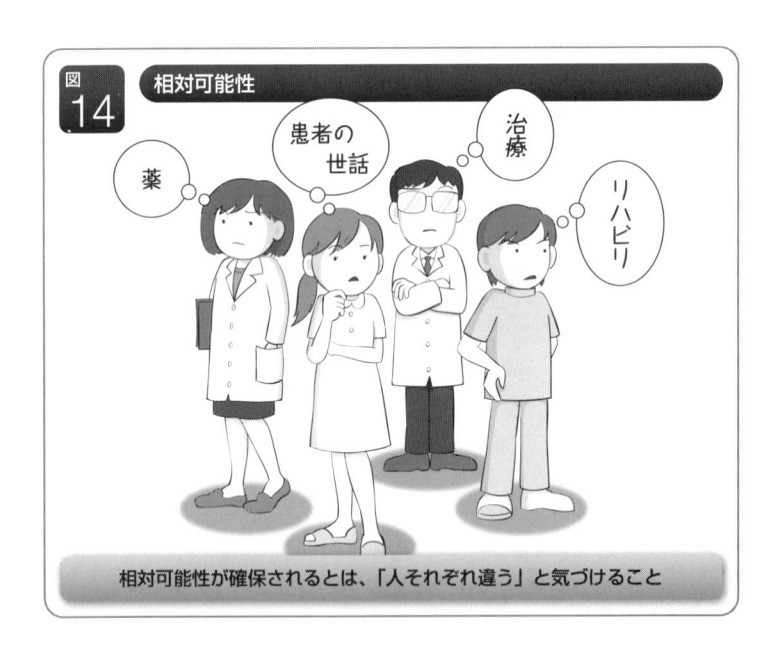

図14　相対可能性

相対可能性が確保されるとは、「人それぞれ違う」と気づけること

スタッフからは「やりにくい先生だ。相談すらできない」と思われていました。

　信念対立は自身にとって疑いの余地なき確信が生みだす軋轢(あつれき)です。つまりこの問題が起こるときは、信念の相対化が行われていません。相対可能性が拓かれていないと、この外科医の例のように、意識的あるいは無意識的な形で自分の考え方や感じ方を中心軸において押し広げようとし、周囲との間でいざこざが起こるわけです。

　そのため信念対立解明アプローチでは「相対可能性を拓くこと」を解明の条件の一つに据えているわけです。自分の考え方や感じ方はその他大勢の一つに過ぎないという自覚を持つことができれば、自分とは異なる考え方や感じ方の人びととの間で信念対立が問題になることはなくなるためです。

3　連携可能性とは何か

　しかし、その他大勢のなかの一つだと認識するだけでは「人それぞれだから、結局のところ『何でもアリ』だよね」というニヒリズム（虚無主義）を回避できません。極端なニヒリズムに陥ると、多様性を活かしたチーム医療がよいのだということも言えなくなりますし、もっと言えばよりよい実践を行うこともできなくなります。なぜならば極端なニヒリズムの観点から見れば、よいも悪いも人それぞれだから、よりよい医療を目指した実践が何なのかもわからなくなるからです。

　そうした問題に陥らないようにするために、信念対立解明アプローチでは「連携可能性」を確保することをもう一つの解明の条件に据えています。「連携可能性」とは、考え方や感じ方は人それぞれだという理解を前提にしたうえで、それでもなお前に進むために協力できるところはやっていこうという回路が働く状態を意味しています（**図15**）。その回路とは、違いを認め合ったうえで状況を共有し、共通目標を成し遂げるためにできる範

図15 連携可能性

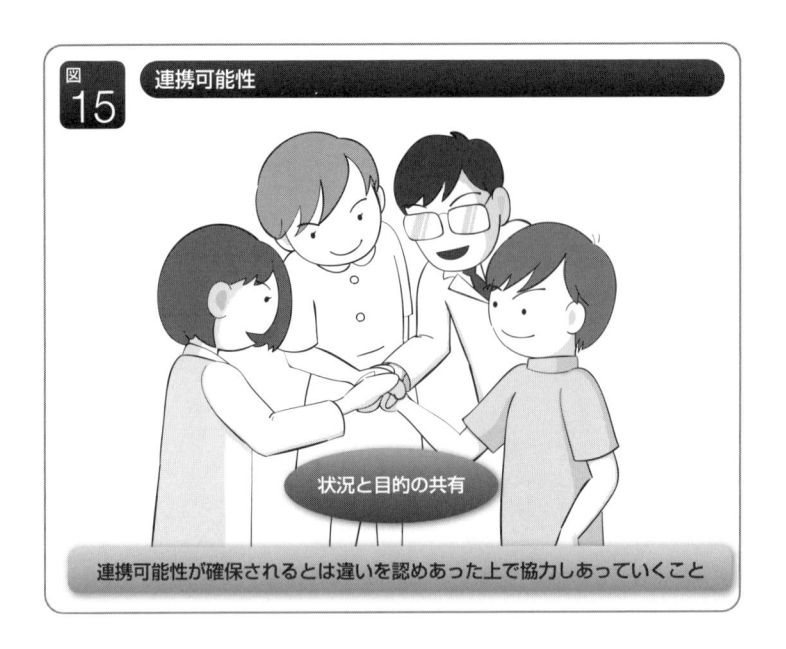

状況と目的の共有

連携可能性が確保されるとは違いを認めあった上で協力しあっていくこと

囲で協働していくことと言えます。

　例えば、中堅作業療法士が現状の職務の質には問題があると考えて、改善点を提案しました。しかし作業療法士長は日頃からマイナスの発想をしがちな人で、この部下からの改善案に対しても「それはこれまでのやり方と違う。他職種に説明するのが大変だ」と枝葉の問題点ばかり指摘して、一向に取り合ってくれませんでした。そうした状況に中堅作業療法士はイライラしていました。

　信念対立解明アプローチの活用によって、この状態からさしあたり「相対可能性」が拓かれたとしましょう。そうすると、中堅作業療法士と作業療法士長は「まぁ人によって関心も価値観も違うよね」というスタンスに至ることになります。すると、お互いにとっての当たり前を押しつけ合う状態は回避できる可能性が拓かれます。けれども、このスタンスから「だから何でもアリだよね」という状態に突き進む可能性も残されています。

　そのため、次に状況と目標と方法の共有を図っていき、建設的に協力していける状態を整えていくわけです。仮に上記の2名の作業療法士が、現

状の職務には問題があるが簡単に改善しがたい「状況」について共有し、職務の質を上げていきたいという「目的」を共有できたならば、現実の制約を踏まえたうえで「目的」に近づくために役立ちそうな「方法」は何かを検討し合える可能性が拓けるはずです。

　こうして「連携可能性」が確保されれば、人びとは信念対立に陥ったり、バラバラの方向に進んだりする事態を超えて、建設的に前に進むための協力関係を築いていくことができるでしょう。このため信念対立解明アプローチでは、解明の条件に「相対可能性」と「連携可能性」を同時に確保する必要があると考えているのです。

　では、信念対立解明アプローチではどうやって「相対可能性」と「連携可能性」を確保していくのでしょうか。

第5節 信念対立解明アプローチの方法論

1 方法論の始発点

　信念対立解明アプローチでは、「相対可能性」と「連携可能性」を確保するために、そもそも「人間とは何か」、そして「実践とは何か」という点を原理的に考えていく必要があると考えます。「相対可能性」は人それぞれ違うという気づきによって、「連携可能性」は異質な人たちがそれでも力を合わせて「実践」することによって確保されるため、「人間」と「実践」の原理の理解が欠かせないのです。

　では、「人間」とは何か。そして「実践」とは何でしょうか？

　大きな話になりますが、あらかじめ肝心なことを言っておくと、信念対立解明アプローチではまず、あらゆる実践は人間の営みであると考えます。つまり、私たち人間が何かを行うことはすべて実践であると考えるわけです。この「あらゆる実践は人間の営みである」という主張そのものに異を唱える人はおそらくいないでしょう。つまり「人間とは何か」「実践とは何か」という問いは独立してあるわけではなく、根底でつながっているわけです。

2 人間の原理

　信念対立解明アプローチでいう「人間」とは、「諸契機」と「諸志向」

に「相関的に営為する主体」を意味しています。難しいですね。わかりやすく言えば、「私たちは何らかのきっかけや状況のもと、何らかの身体や欲望とともに営んでいる存在を人間と呼ぶ」ということです（**図16**）。

　これは、人間が人間であること（人間の人間性）を言い当てた考え方として、おそらく例外がないだろうと私は考えています。そして、この考え方を活用すれば、信念対立に阻まれることなく、人間理解を行うことができます。信念対立解明アプローチは信念対立を終わらせる方法なので、立場が違っても理解できる形で人間を捉えることがとても大切です。この考え方の詳細な吟味は前著に譲り、ここでは本書を理解するうえで必要なポイントだけ確認しておきましょう。

　まず、「私たち人間は必ず何らかの志向性（身体・欲望・目的・関心・観点・立場etc.）に応じて様々な体験をしている」ということは言えそうです。例えば、みなさんは本書を読んでいるわけですが、この読書体験はみなさんの「身体」や「目的」に無関係な形では起こっていないでしょう。あるいは、みなさんは日々の臨床実践に取り組まれていると思いますが、

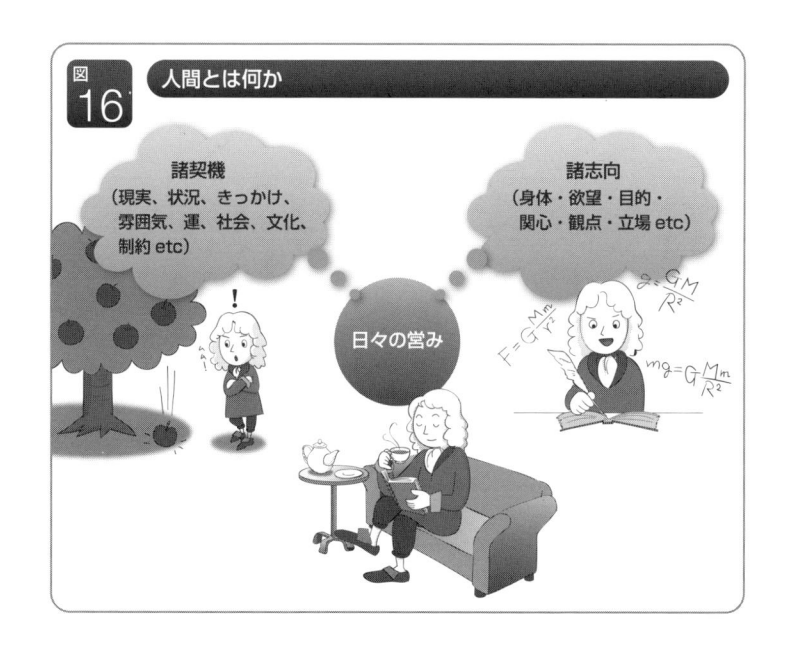

図16　人間とは何か

諸契機
（現実、状況、きっかけ、雰囲気、運、社会、文化、制約 etc）

諸志向
（身体・欲望・目的・関心・観点・立場 etc）

日々の営み

第5節　信念対立解明アプローチの方法論

これもメディカルスタッフという「立場」を抜きにして体験されることはないはずです（**図17**）。つまり私たち人間は、「諸志向」に相関する形で営みを積み重ねる主体だと言えるでしょう。

次に、「志向性に応じたそれぞれの営みは、必ず何らかの契機（状況・きっかけ・雰囲気・運・環境・現実的制約etc.）からの影響を受けているはずだ」ということも言えそうです（**図18**）。例えば、本書を手に取ったみなさんはチーム医療に関心があり、価値を感じていると思いますが、その背景には患者の難しい問題をチームメンバーで協力し合って解決できた「経験」があるのかもしれません。あるいは、チーム医療の重要性を教育されたことが「きっかけ」になっているかもしれません。つまり、「私たち人間は、『諸契機』に相関する形で何らかの志向性を形成しながら営んでいる主体」だと言えるでしょう。

もちろん、何らかの志向性に相関的に営為すること自体が「契機」となって、志向性と営為が変化することも起こりえます。例えば、チームメンバーで情報を共有したいと思い、カンファレンスを行ったところ必要な情報が得られたので、次にその情報に基づいて患者の日常生活活動訓練を行いたいと思うようになり、そして実際にそれを行ったというような具合にです（**図19**）。つまり人間の人間性は、「諸契機」と「諸志向」と「諸

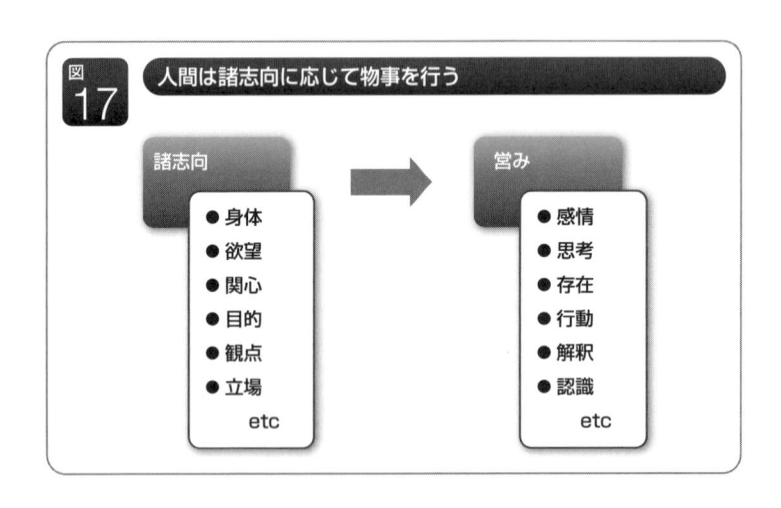

図17　人間は諸志向に応じて物事を行う

諸志向	→	営み
● 身体 ● 欲望 ● 関心 ● 目的 ● 観点 ● 立場 etc		● 感情 ● 思考 ● 存在 ● 行動 ● 解釈 ● 認識 etc

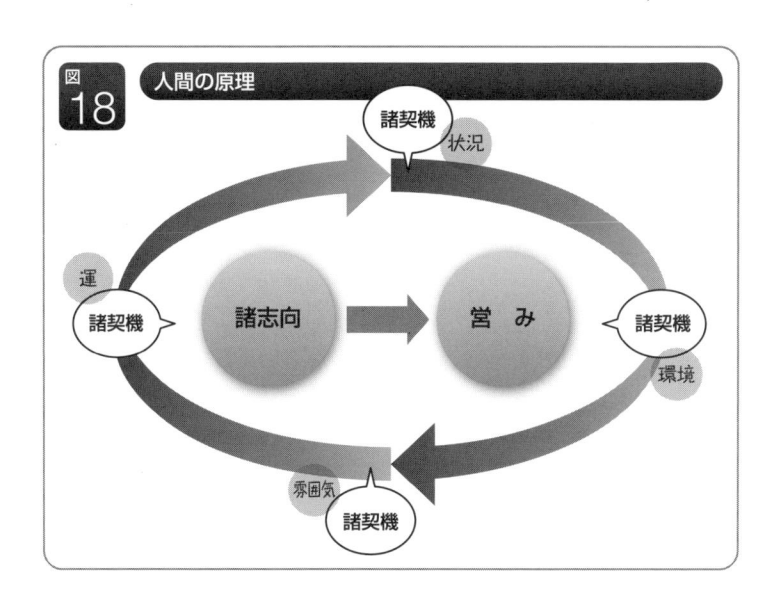

図18 人間の原理

諸契機（状況）
運 — 諸契機
諸志向 → 営み
諸契機（環境）
雰囲気 — 諸契機

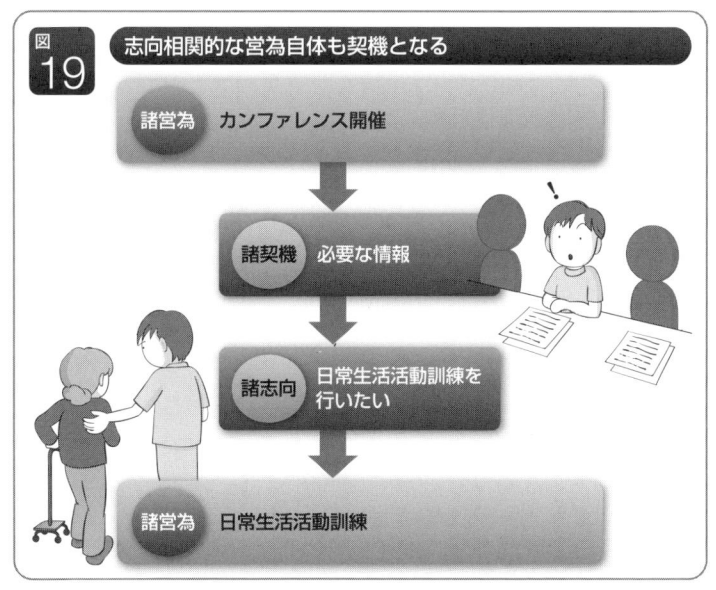

図19 志向相関的な営為自体も契機となる

- 諸営為：カンファレンス開催
- 諸契機：必要な情報
- 諸志向：日常生活活動訓練を行いたい
- 諸営為：日常生活活動訓練

第5節　信念対立解明アプローチの方法論

営為」が互いに影響を与えながら、「諸契機」と「諸志向」に「相関的に営為する」ことにあると言えるでしょう。

　難しい話ですが、ここでさしあたり重要なことは、上記の「人間」の考え方は、立場が違っても妥当性があるだろうという点です。つまり、人間とは、(1)あらゆる営為を、(2)「諸契機」と「諸志向」のもとで構成している存在であるという考え方は、すべての人間に妥当する共通の原理であると考えられるわけです（**図18**）。信念対立解明アプローチは信念対立を解く方法ですから、信念対立に阻まれない「人間の原理」が重要になってきます。

3　実践の原理

　さて、続いて「実践」とは何かということですが、信念対立解明アプローチにおいては、「実践」とは(1)何らかの状況と、(2)何らかの目的に応じて、(3)確率的に遂行されるというものになります（**図20**）。「実践」はある状況のもとで、所定の身体や欲望に応じて生きる人間が行うものです。人間は、コントロール不可能な側面を持つ諸契機（偶然や運など）とともにありますから、予想の確度が高そうでも基本的に一寸先は闇といった具合に確実な予測はできません。また、先述したとおり、状況と目的に応じて何かをすることそのものが契機になって、状況も目的も行為も変わります（**図18**）。そのため「実践」は、ある状況と目的のもとである程度の確かさをもって行われる（＝確率的遂行）ものだという言い方になるのです。

　すると、実践の有効性（よりよい実践）は、(1)何らかの状況と、(2)何らかの目的に応じて、(3)確率的に遂行した結果、(4)事後的に決まる、ということになります（**図21**）。

　役に立つ実践を行うためには、まず、今現在どのような「状況」なのかという点を考慮する必要があります。例えば、患者中心の実践を行おうとしても、患者が重篤な意識障害に陥っているという状況であれば当然うま

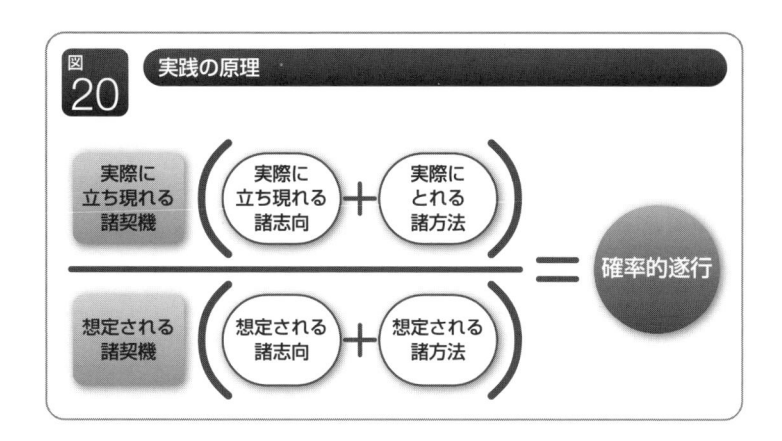

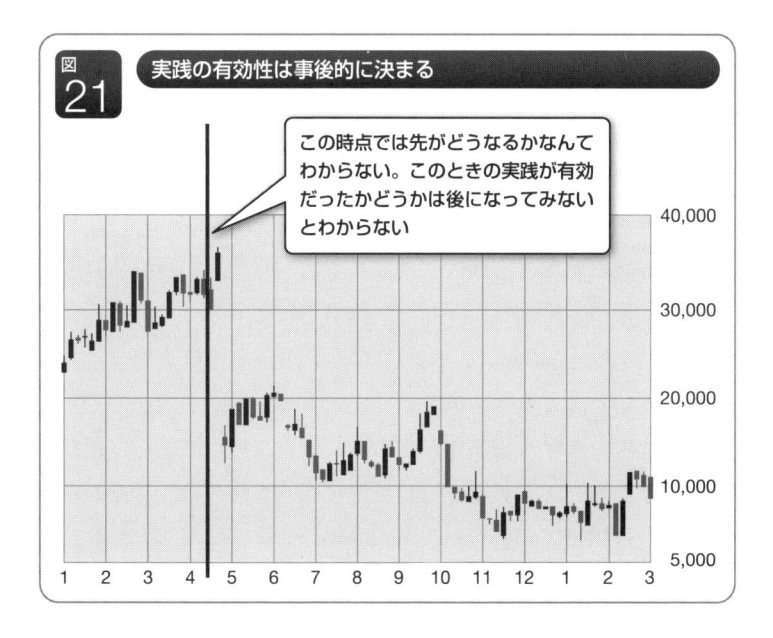

図20　実践の原理

$$\frac{\text{実際に立ち現れる諸契機}}{\text{想定される諸契機}} \left(\frac{\text{実際に立ち現れる諸志向} + \text{実際にとれる諸方法}}{\text{想定される諸志向} + \text{想定される諸方法}} \right) = \text{確率的遂行}$$

図21　実践の有効性は事後的に決まる

この時点では先がどうなるかなんてわからない。このときの実践が有効だったかどうかは後になってみないとわからない

第5節　信念対立解明アプローチの方法論

くいきません。よりよい実践を行うには、必ず状況を把握しなければならないでしょう。

　次に、実践の「目的」を把握しておく必要があります。例えば、重篤な意識障害という患者の状況を把握しても、この患者に対して何のために医療を行うのかという点がわからなければ、ベターな医療を提供することはできません。つまり有効な実践はまず、(1)状況はどうなっているのか、(2)目的を達成するためにどういうやり方がいいのかという観点から組み立てていくわけです。

　しかし、そうやって組み立てた実践が、実際に有効かどうかは結局のところやってみないとわかりません。人間は、不確定要素とともに存在しているため、いざ実行してみたら思ったようにはならなかったということが起こりえますし、実践すること自体が物事を変化させるため、踏まえたはずの状況と目的から方法を一義的に決定できないからです。つまり、「状況」と「目的」から「ある実践」を有効だと考えてみても、実際にそうなのかはやってみないとわからないわけです（**図22**）。

　そのため、実践の原理（実践の有効性）では「吟味」が求められることになります。つまり、把握した「状況」は本当にそうなっているのか、共有された「目的」は本当にこれで妥当なのか、もっと他に妥当な「方法」があるのではないかなどとよく振り返って考える営みが必要なのです。実践はやってみなければどうなるかわからない以上、絶え間なく修正が必要になる可能性があるため、共有された状況・目的・方法のモニタリング（点検）とリバイス（修正）が必要になるのです。

　つまり、信念対立解明アプローチにおける「実践の原理」は、それに従えば実践の有効性が引き出されると完全に保証するわけではなく、実践の有効性を引き出す可能性を確保するための諸条件なのです。そしてこの考え方のベースにある「人間の原理」にさしあたり例外がないと考えられる以上、そこから導かれた「実践の原理」にも例外はおそらくありません。

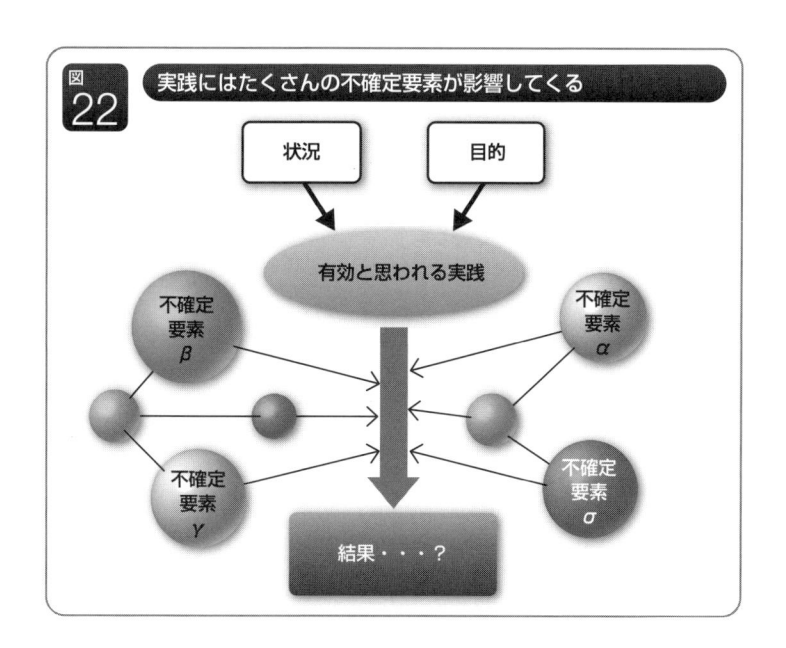

図22 実践にはたくさんの不確定要素が影響してくる

4　相対可能性を確保する基本方法

　では信念対立解明アプローチにおいて「相対可能性」と「連携可能性」は、具体的にどうやって確保されるのでしょうか。

　先述したとおり、基本的に信念対立は、自分の考え方や感じ方を絶対化し、他に押しつけたときに起こる問題です。つまり信念対立の最もシンプルな基本型は、「私とあなたは違うのだ」という点が理解できず、「私の気持ちはあなたもわかるよね」と暗黙のうちに投げかけたときに起こるいざこざという点にあるのです（これが自分自身のうちで起こることもあります。第4章参照）。

　「相対可能性」を確保する基本方法は、「私とあなたでは考え方も感じ方も違う」ことを意識できるようにしていくというものになりますが、そうした意識の成立を促すために、信念対立解明アプローチでは先述した「人

間の原理」を活用していくことになります（**図18**）。人間の原理において、人間とは(1)あらゆる営為を、(2)「諸契機」と「諸志向」のもとで構成している存在であると理解しました。そのため信念対立解明アプローチでは、信念対立する人びとが、「諸志向」に応じて構成された考え方や感じ方に影響している「諸契機」を意識化するための条件を提供していくことになります（**図23**）。

具体的には、例えば「何に関心があるから、それが大事になるのだろう？」「どういう目的があるから、その方法が有効だと思うのかな？」「そもそもどういう意図があって、それを行ったのだろう？」「どのような観点から見ればそうなるの？」「いったい何を欲しているから、そんなことしたのだろうね？」「今どんな気持ちで、そう言っているの？」などの切り口から洞察を促すやり方です。このように、自他の「事柄に対する向き合い方」に対して内省していけるように働きかけることによって、考え方や感じ方は立場によって異なると気づいていける可能性が広がり、相対可能性の確保へとつながることが期待できるのです。

図23 相対可能性を確保するための意識化シート

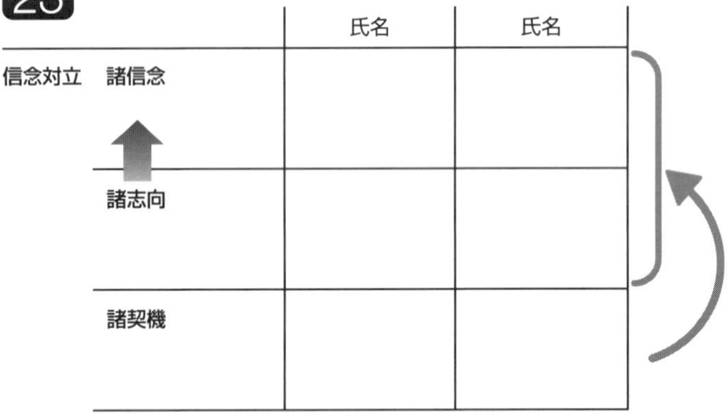

	氏名	氏名
信念対立　諸信念		
諸志向		
諸契機		

信念対立に関係する人びとの情報を整理し記入することで、人によって考え方・感じ方（信念）も違えば、立ち位置（諸志向）も遭遇する出来事（諸契機）も異なると気づきやすくなる

また、「諸契機」の影響に対する自覚化につながる条件作りとして、例えば「何がきっかけで、○○に価値を見いだしたの？」「どういう出来事があったから、そう思うようになったのかな？」「あなたはどのような状況にいてどのように過ごしてきたの？」「今現在どういう情勢になっているのだろう？」などの働きかけが考えられます。「きっかけ」に対してよく振り返って考えていく機会を提供することで、人によって遭遇してきた契機が違うことに気づくことができる可能性が生じます。そうした気づきは、それぞれの人によって置かれている状況が違うため、考え方や感じ方も異なってくるという理解をもたらしてくれることになり、相対可能性を確保できるようになると期待できるのです。

　このように、「人それぞれ関心の持ち方によって考え方・感じ方は変わる」「人それぞれ状況によって関心や考え方・感じ方は変わる」という感度が前面に出てくれば、信念対立が発生する素地が失せていくことになります。信念対立は、ある考え方・感じ方を絶対視したときに生じる齟齬によって引き起こされますが、「諸契機」と「諸志向」に応じて考え方・感じ方が変わると意識化されれば、絶対的な考え方・感じ方はないというスタンスに至ることになります。それによって、たとえ考え方や感じ方に齟齬が生じても、「それは人によって違うからね」という理解を導くことができ、終わりなき信念対立にまで発展する可能性を減少させることができるのです。

　もちろん、信念対立の内実によって実践の方法はかなり変わってくることになります。例えば、意見を言うとすぐに激怒する医師に、上記のような働きかけはやりにくいでしょうし、うまくいかないことも容易に想像できます。信念対立解明アプローチの基本スタイルは相対可能性さえ確保できればよいというものなので、そうした場合は状況に合わせてその都度方法を創りだしていくことになります。

　例えば、上記の激怒する医師が相手であれば、信念対立が発生するパターンを変えてみることが有効です。もう少し言うと、すぐに激怒する医師が、どういうプロセスでそうなるのかを整理し、共通のパターンをあぶ

り出すのです。それによって、例えば、「医師から検査の依頼がある→理学療法士が患者を検査する→結果を報告する→医師が解釈を開示する→理学療法士が意見を言う→口撃開始」という信念対立発生のパターンがあるようであれば、意見を言うタイミングをその都度変えるようにしたり、意見を言わなかったりしてみるわけです。検査結果を報告する際に意見も合わせて言ってしまうなどです。そうすると、「いつもと違う」状況になり、相対可能性を確保しうるわけです。

5 連携可能性を確保する基本方法

　何らかの形で相対可能性を確保できたならば、次は連携可能性の確保を試みていくことになります。相対可能性は「人間の原理」の活用でしたが、連携可能性では「実践の原理」を活用していきます。連携可能性を確保する基本方法は、(1)諸契機の共有、(2)諸志向の共有、(3)諸方法の共有というものになります（**図24**）。これらは「実践の原理」から導かれたものですから、静的ではなく動的にその都度規定されるものです。つまり共有された状況と目的、方法はその都度変わりうる可能性があり、共有する営みは必要に応じて継続した形で行う必要があるのです。

　さて、繰り返し述べていますが、信念対立は特定の価値観を暗黙のうちに絶対視したときに生じる問題です。

　例えば、若い看護師に厳しく叱責する熟練看護師がいました。熟練看護師は「若い看護師は先輩に叱られて当然だ」という考え方で叱責しており、若い看護師の「ちょっとしたことで感情的に叱責されるのはつらい」という感じ方を、まったく考慮できていませんでした。

　この熟練看護師に相対可能性を拓くように働きかけていくと、「自分も新人看護師の頃に先輩から叱責された。しかしそのおかげで成長できた」という出来事（きっかけ）があり、「自分も新人看護師を厳しく育てていきたい」という「関心」を持っていることがわかりました。それにより、

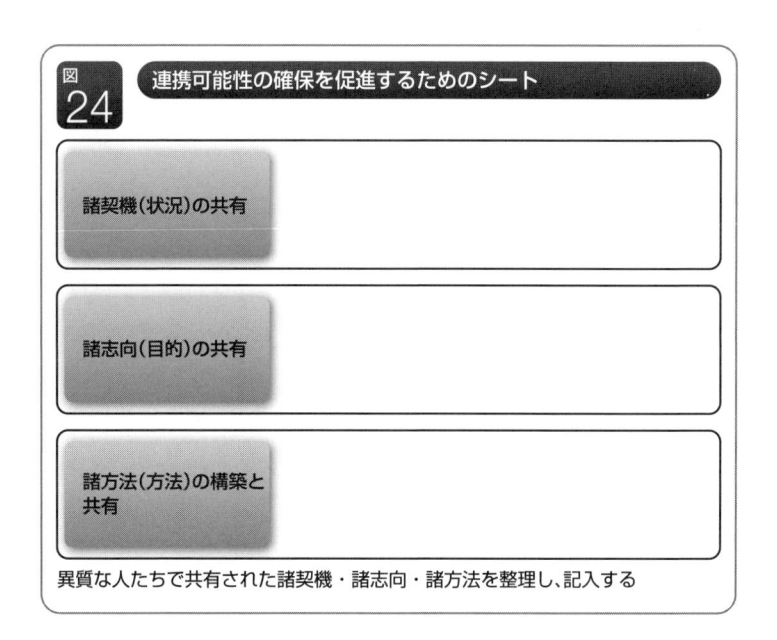

図24　連携可能性の確保を促進するためのシート

- 諸契機(状況)の共有
- 諸志向(目的)の共有
- 諸方法(方法)の構築と共有

異質な人たちで共有された諸契機・諸志向・諸方法を整理し、記入する

　この熟練看護師のやり方は、そうした状況と関心を共有する者同士である限りにおいて妥当性があるかもしれないけれど、そうではない若い看護師には受け入れがたいのではないかという理解に至ることができました。つまり相対可能性が確保されたのです。

　しかし、ここで終わると「考え方、感じ方は人それぞれだよね」でおしまいです。ここからさらに踏み込んで、チーム医療を実質化してくためには連携可能性を確保していく必要があります。その一番シンプルな基本方法が、上述した(1)諸契機の共有、(2)諸志向の共有、(3)諸方法の共有なのです。

　具体的には、諸契機の共有が成立する条件作りとして、例えば「今現在、私たちはどういう状況にいるのだろう？」「私たちのチームはどのような情勢に置かれているのか？」「私たちが担当する患者の状態は？」「いまどういう状態にいるのかな？」「私たちは周囲からどのような期待を受けているのかな？」といった働きかけによって、チームメンバーがともに置かれた状況の把握を進めていきます。このように、人はそれぞれ違うけれど

も、置かれている境遇には共通点があるようだと自覚できるよう仕掛けていけば、お互いの違いを尊重しつつも仲間意識を持ちやすくなると期待することができます。

　また、諸志向の共有が成立する条件も整えていきます。例えば、「この患者は、どうなれば最も幸せになれるのだろうか？」「うちの病院・施設にとって最も大切な目標は何だろうね？」「どのような目的なら立場が違っても納得できるかな？」「共通目標は何？」「私たちに共通する関心は何かな？」「私たちの関心は違うけれども、それでもなお似ているところはないかな？」といった働きかけで、チームメンバーに共通する目標へ関心が向けられるようにしていきます。人によって考え方や感じ方は異なるけれども、それでもなお共通する目標があるようだという状態になるよう働きかけていけば、お互いの専門性や感性などの違いを認めつつも、共通目標の達成に向けて協力し合っていこうという気運を高めていくことができると期待されます。

　さらに、諸方法の共有が進む条件の整え方として、例えば、「患者の状態とチームの共通目標を踏まえたうえで、私たちはそれぞれ何をやらなくてはいけないか？」「この状況のもとで、目的を達成するために、私たちにできることは何だろうか？」「やってみなくちゃわからないけれども、今ここでどのようなことが役立つだろう？」などの働きかけで、共通の状況と目的を踏まえたうえでそれぞれができることを明らかにし、把握していきます。それによって、立場によって考え方も感じ方もまったく違うけれども、特定の状況を踏まえたうえで、共通の目的をやり遂げるために、それぞれのチームメンバーでやれることが明確になり、協力し合っていける可能性が出てくるのです。

　先述の例でも、熟練看護師と若い看護師の間で、「うちの病院は救急の対応に力を入れている」という「状況」と、「訴訟リスクを軽減しながら、患者の救命を行っていく」という「目標」が意識化・共有され、「ときに厳しく。しかしよいところはしっかり褒める」という教育方法も共有されて実践されていきました。それによって、「厳しく叱責する」vs「厳しく

叱責されるのは受け入れられない」という構図の信念対立が以前に比べてだいぶ低減していきました。共有された状況・目的・方法がともに協力していける可能性へと向かわせるのです。

　また共有された状況・目的・方法はよく吟味されたうえで計画・実行されていきますので、大きな方向性としてはより有効な実践へと近づいているはずです。

　例えば、栄養サポートチームにおいて、患者に嚥下障害があるという状況で、適切な栄養状態を維持していくという目標が定められたとしましょう。すると、実践の大きな方向性としては、栄養アセスメントを行い、適切な栄養管理を施行するというものになり、おそらくそれが有効な方法になるだろうということはわかると思います。けれども繰り返しますが、実際に有効かどうかはやってみないとわかりません。だからこそ、共有された状況・目的・方法の実践は有効だと思い込まず、実際に実施しながらよりよいやり方を絶えず模索していく必要があります。

　また実践することによって、実践することそのものも影響を受けるため、共有された（されうる）状況・目的・方法の妥当性の吟味は欠かすことができません。例えば、リハビリテーションチームで「患者の機能障害の軽減」が共通目標になったとしましょう。共通目標は、チームメンバーの承認によって支えられるため、いったんそれが成立すると固定的なものとして受けとられがちです。けれども、機能障害の軽減に向けてメディカルスタッフが様々な角度から介入していけば、麻痺が軽減するなどの何らかの状況の変化が起こるはずです。実践することによって実践は変わりうる可能性を得るわけです。ですから、共有された状況・目的・方法は静的ではなく、動的に捉えていき、その妥当性を問い合えることが重要になってきます。つまり、「連携可能性」の確保には、チームメンバーが共有された状況・目的・方法にいつでも疑義をさし挟めるようにしておく必要があるわけです（**図25**）。

　もちろん、「相対可能性」の確保と同様に、信念対立の内実によって実際の方法はかなり変わってきます。例えば、病院長を相手に研修医が上記

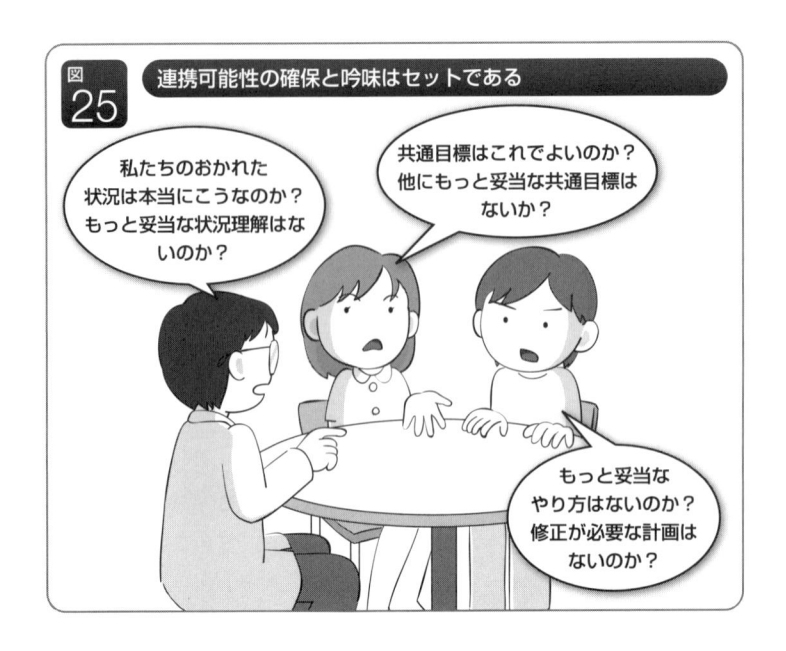

図25 連携可能性の確保と吟味はセットである

私たちのおかれた状況は本当にこうなのか？もっと妥当な状況理解はないのか？

共通目標はこれでよいのか？他にもっと妥当な共通目標はないか？

もっと妥当なやり方はないのか？修正が必要な計画はないのか？

のような問いかけを行っても、軽んじられて適当に扱われるなど、簡単にはうまくいかないでしょう。信念対立解明アプローチでは、連携可能性さえ確保できればよいので、例えば、研修医から直接言うのではなく、キーパーソンになりそうな人をうまく巻き込んでいくとか、周囲のメディカルスタッフとの間で連帯感を作ってから病院長を取り込んでいくなどのやり方であってもよいのです。繰り返しになりますが、信念対立解明アプローチは原理的方法論なので、個別のやり方には自由度があるのです。しかし、具体的なアプローチはケースによって違っても、信念対立に耐性のあるチーム医療を行うためには、(1)諸契機の共有、(2)諸志向の共有、(3)諸方法の共有という三つのポイントを押さえていく必要があるという点に変わりはありません。

本章の課題

1. 信念対立解明アプローチとはどのような方法論ですか？
   →わからなかったら 38 頁へ

2. 人間と実践の原理とはどのような考え方でしたか？
   →わからなかったら 54〜60 頁へ

3. あなたが体験した信念対立を思い出し、相対可能性と連携可能性を確保するために何ができたでしょうか？

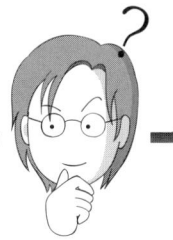

引用・参考文献

i) 京極　真：医療関係者のための信念対立解明アプローチ，コミュニケーションスキル入門．誠信書房，2011

ii) 小林夕子：介護老人保健施設で働く作業療法士が体験する信念対立とその対処法．吉備国際大学大学院（通信制）保健科学研究科作業療法学専攻修士論文．2012

iii) 京極　真：作業療法臨床実習における信念対立解明アプローチの応用可能性．吉備国際大学研究紀要医療・自然科学系（22），37-45，2012

Column 3 長い間、堆積した信念対立に対処できる?

　何年、何十年にもわたっていざこざが続き、とことんこじれてしまった信念対立に出会うことがあります。そういう場合、「これはどうやっても無理だろう」と感じてしまいがちです。実際、信念対立解明アプローチを仕掛けても、関係者から聞こえてくるのは「何をしても無駄だ」「どうせ変わらない」という失望の言葉が多くなります。しかし、こじれた信念対立は、絶対に解けないのでしょうか。

　私の答えはNOです。信念対立は固定された問題ではなく、人びとによって形成される動的な問題なので、絶対に解けない問題だと決めつけることはできません。もちろん、信念対立の種類によっては、解けるまでに時間がかかることはあります。しかし、こじれた信念対立＝解明できない問題ではないのです。

　とはいえ、長い間、堆積した信念対立の解明は一筋縄ではいきません。特に、自身が信念対立の当事者の場合、その傾向は顕著になります。そうしたケースの場合、信念対立解明アプローチではどうするのでしょうか。

　最初のポイントは、"自分自身が信念対立の成立を支えるメンバーだと自覚する"ところにあります。信念対立が長年続いているということは、継続的に火種が投下されているはずです。自身の言動をよく振り返って考えて、信念対立の形成に寄与しているところはないか、と洞察を深めるようにしましょう。自分は信念対立というゲームのプレイヤーになっていると自覚できるだけで、堆積した信念対立から抜け出せるきっかけになることがあります。

　次に、"信念対立が顕在化するプロセスの共通性を整理"します。特に長年続く信念対立は、問題が形成されるルーチン化したパターンがあります。例えば、〈チームカンファレンス→各職種の介入が検討される→問題ある介入に焦点が絞られる→チームメンバー間で介入の正当性を巡る争いが生じる→問題が解決されず先延ばしになる〉などのようにです。このようなパターンを押さえておけば、信念対立が生じるプロセスに自覚的になれるので、信念対立の成立を支える振舞を変える可能性をつかむことができます。

　最後に、"人間関係を結びなおす"ようにします。時間をかけて複雑にもつれた信念対立は、関係する人びととの信頼関係を徹底的に破壊しています。不信感に満ちた状態は、信念対立解明アプローチの空転を引き起こし、信念対立を破壊す

る可能性を閉ざしてしまいます。なので、信念対立する人びとが不信ではなく、信頼でつながるよう共感・傾聴を意識的に実践し、お互いの理解を深めるような交流を重ねていくようにしましょう（信念対立解明アプローチではこれを解明交流法と呼びます）。

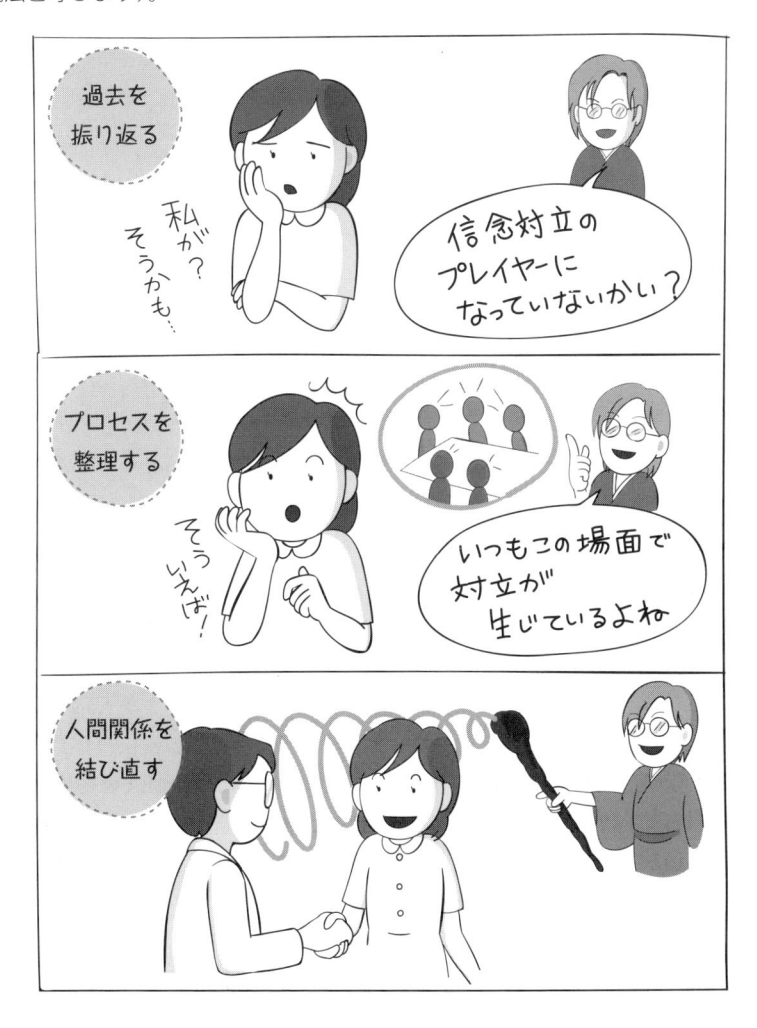

Column 4 怒り狂っている相手には使えない？

　本書を読めばわかるように、信念対立解明アプローチの基本方法は、解明師と人びとが交流することによって信念対立の形成を支える確信を払い落とし、前に進むための条件を整えるというものです。そのため信念対立解明アプローチは冷静な相手にしか使えないと理解してしまう人がいますが、それはちょっと違います。

　例えば、ある人がチームメンバーに対して「何で私の言っていることが理解できないんだ」と激怒していました。この人は激しい気性の持ち主だと思われており、激怒しはじめると手の施しようがないと理解されていました。そのため、この人が怒りはじめると、周囲のメディカルスタッフはだんまりするばかりでした。

　ところが、信念対立解明アプローチの観点から「どういう意図があってそう言ったの？」とか「どうしたかったのかな？」「どんなきっかけでそう思うようになったの？」と仕掛けながら傾聴と共感を重ねていくと、怒り狂っていても落ちつきを取り戻せるようになりました。信念対立解明アプローチは、人間の原理に基づいて実践されますから、人間の全体像の理解へとつながる可能性を確保しています。この方は、理解されないと感じるから激怒していたわけですから、信念対立解明アプローチによって「理解された」という気持ちになり、落ち着いたのかもしれません。

　信念対立で生じる怒りという感情は、わかりあえないとか、わかってもらえないと感じたことがきっかけになっていることがあります。人間の原理が中核にある信念対立解明アプローチは、人間理解の可能性を確保した方法でもあります。ですから、信念対立解明アプローチの実践は、信念対立に伴う怒りの解消につながることにもなるのです。したがって、信念対立解明アプローチが人間の理性を前提にしているから怒る相手に使えないと決めつけるのは、誤解なのです。

　とはいえ、怒りが頂点に達してしまい暴力が伴う場合は、信念対立解明アプローチで対応できないこともあります。例えば、今まさに殴りかかろうとする相手に、信念対立解明アプローチはおそらく無力です（もしかしたらフックが顔面に届く寸前に、仕掛けた信念対立解明アプローチが奏効し、冷静さを取り戻して殴られずにすむことがあるかもしれませんが）。そのため、暴力を振るわれそうな場合、信念対立解明アプローチにこだわることなく逃げるようにしましょうね。

第3章

チーム医療論のアップグレード

第1節

チーム医療の論点整理

　信念対立に耐性のあるチーム医療を実現するためには、第2章で述べた信念対立解明アプローチをチーム医療の方法論におくことになります。しかし、それだけでは不十分です。既存のチーム医療論自体に信念対立を引き起こす誘因がセットされているためです。そのため、信念対立解明アプローチによってチーム医療の考え方そのものを再構築し、信念対立の誘因を除去する必要があるのです。したがって本章では、信念対立解明アプローチの活用によってチーム医療論をアップグレードしていくことにします。

1 アップグレードが不要な論点

　チーム医療の論点と一言で表しても、その内実は非常に多様です。例えば、「チーム医療の類型」という論点があります。チーム医療の類型には、マルチディシプリナリーモデル、インターディシプリナリーモデル、トランスディシプリナリーモデルなどがありますが、チーム医療を類型で捉えると、自分たちのチームがどのような状態なのかを理解しやすくしたり、状況と目的を踏まえたうえでどのようなタイプのチームがよいのかを判断しやすくなるという利点があります。

　また、チーム医療には「情報共有の方法」という論点もあります。代表例としては、「カンファレンス」と「クリニカルパス」を挙げることができるでしょう。「カンファレンス」は、チームメンバー間で情報を共有し、議論を通してよりよいチーム医療を目指していく方法です。「クリニカル

パス」は、医療の質や効率性を高めるために、入院から退院までに必要なチーム医療（例えば、検査・評価、治療・リハビリテーションなど）の予定を一覧表で示していく方法です。これらが信念対立によって阻害されずにうまく機能すれば、チーム医療に不可欠な情報の共有と議論の活性化を生むでしょう。

　本章で扱うチーム医療の論点は、こうした類型や方法ではありません。信念対立は人間がいればどこでも発生しますから、どのようなチームの「類型」でも、どういった「情報共有の方法」でも、何らかの形で信念対立が発生することになります。しかしながら、ここで問題になる信念対立は、そうした論点そのものによって生じるというよりも、実際にそれに関わる人びとの言動によって生じるものだと考えられます。そのため、例えば、「マルチディシプリナリーモデル」や「カンファレンス」で信念対立が生じたならば、第2章で示した信念対立解明アプローチの実践によって対処することができ、これらの論点そのものを再編する必要はないだろうと考えられます。

2　アップグレードが必要な論点

　これに対して、チーム医療の論点自体に信念対立を生む誘因がセットされているものに、「○○中心の実践」と「メディカルスタッフのヒエラルキー」という二つの論点・考え方があります（**図26**）。本章では、この二つの考え方について、信念対立解明アプローチによるアップグレードに取り組んでいきたいと思います。

　「○○中心の実践」とは、「患者中心の実践」や「専門職中心の実践」に代表されるように、特定の事柄をチーム医療の中心に据えて実践を行う考え方で、典型的な例でいえば、何を中心に据えるかを巡って終わりなき信念対立が発生することになります。他方、「メディカルスタッフのヒエラルキー」とは、チームメンバーの関係性が上下関係、権力関係に支配され

図26 チーム医療の論点が信念対立を生む

信念対立
確執の発生
○○中心の実践
メディカルスタッフのヒエラルキー

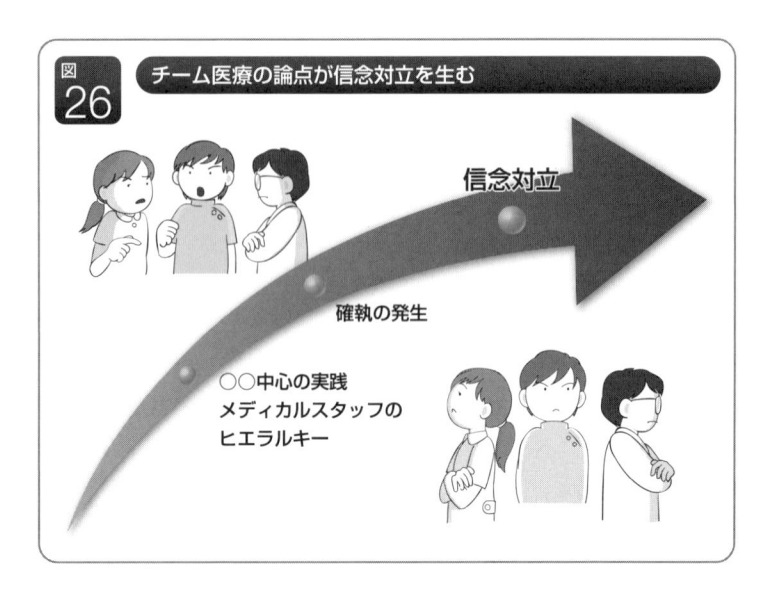

ているという考え方で、それに対する抵抗という形で信念対立が顕在化していきます。

　この二つの論点からもたらされる信念対立は、私の解明師としての経験上、何度となく遭遇したことから、チーム医療の実践で個別に対応していくだけではなく、根本から再編する必要があると判断したのです。したがって本章では、「○○中心の実践」と「メディカルスタッフのヒエラルキー」という二つの論点を信念対立解明アプローチによって再編して、信念対立に耐性のあるチーム医療論として再構成することにします。

第2節
「〇〇中心の実践」という論点のアップグレード

1　「〇〇中心の実践」における信念対立例

　医師Dは、痛みは患者の主観だから、患者が「痛い」と言ったからといって、本当に痛いかどうかわからない。逆に「痛くない」と言ったからといって、本当に痛くないかどうかもわからないと考えていました。つまり医師Dは、疾病や障害からくる痛みは、患者の訴えを手がかりにしながらも、様々な医学的所見を通して医師が責任をもって判断するしかないと考えていたのでした。

　しかし医師Eは、痛みは患者の主観だからこそ、患者からの訴えを最大限尊重するべきであると考えていました。つまり「医学的には痛くないはずだ」と考えられるケースでも、患者が「痛い」と言うなら「痛い」のであり、逆に「医学的には痛いはず」のケースでも患者が否定するならそれを尊重するほかないと考えていたのでした。

　ある日のカンファレンスで医師Dと医師Eの間で、以前から不定愁訴のある患者のFさんが訴える「痛み」への対処について議論になりました。医師Dは「画像やその他の医学的所見から考えても、痛みがある理由がわからない。以前から不定愁訴があるんだし、気のせいじゃないかな。鎮痛よりも話を聞いてあげるだけでよいと思う」と言いましたが、医師Eは「話を聞いてケアするという点はいいのですが、Fさんが訴えているんだから痛いんですよ。気のせいというのはあんまりだと思います」と言いま

した。カンファレンスは終始この調子で、議論は平行線のまま何となく看護師による経過観察という形に落ちつきました。

　医師Dは内心「(患者の言いなりになってるだけじゃないか)」と思いましたが、わかりあえることはないと思っていたので黙りました。医師Eは「(考え方が古するぎるよ、まったく。痛みは主観的体験なんだから、本人の主張を尊重する他ないのに)」と内心思いましたが、やはり理解してもらえないだろうと思い、何も言わなくなりました。他の医師や看護師たちは、両先生の心情を何となく推察しながら「(やりにくいなぁ)」と思いつつも意見が言えるわけでもないため、チームがバラバラにならないよう懸命にフォローせざるを得ない状態にストレスが溜（た）まる一方でした。

2　「○○中心の実践」という論点と信念対立

(1)　「専門職中心の実践」と「患者中心の実践」のエッセンス

　以上は、「○○中心の実践」という論点によってもたらされる信念対立例です。従来のチーム医療論では「チームの中心に何を据えるのか」という論点に縛られる傾向があるため、構造上、こうした信念対立に陥りやすいという特徴があります。

　具体的には、医師Dは「専門職中心の実践」、医師Eは「患者中心の実践」という論点に重心を置いていると考えることができます（**図27**）。そのため、Fさんの主観でしか確認できない「痛み」の価値が、両者の間でまったく異なってしまい、確執が生じたために、メディカルスタッフからの多様な意見も封じ込められ、チーム医療が機能不全に陥りつつあったのでした。

　現在のチーム医療論は、「専門職中心の実践」に抗いながら、「患者中心の実践」が重視されつつある状態だと思われます。「患者中心の実践」では、患者とメディカルスタッフの関係を築き上げながら、患者の疾患と病の体

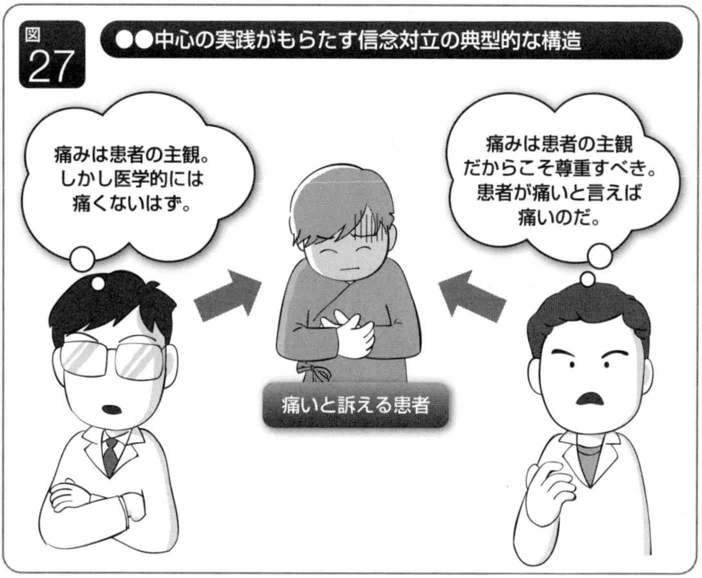

図27 ●●中心の実践がもたらす信念対立の典型的な構造

痛みは患者の主観。しかし医学的には痛くないはず。

痛みは患者の主観だからこそ尊重すべき。患者が痛いと言えば痛いのだ。

痛いと訴える患者

験の両方を捉え、患者を全人的に理解していき、共通基盤（問題点と優先順位、患者とメディカルスタッフの役割など）を見い出し、治療や予防、健康増進に取り組んでいくということが行なわれます[i]。上記の例で言えば、医師Eがこの仕組みを採用しており、したがってFさんの「痛み」が医学的所見で確認できなくても、主観的主張に寄り添った形で対応を行なおうとしていたと理解することができます。

　もちろん「患者中心の実践」と一言で表しても、その内実は多様です。患者にあらゆる情報を提供し、後は自分で判断してもらうというラディカルなものから、患者とメディカルスタッフが一緒になって情報を解釈し、患者の価値観を尊重しながら判断をサポートするというものまで様々です。つまり「患者中心の実践」には、インフォームド・コンセントからシェアード・ディシジョン・メイキングに至るまで異なるコントラストのものがあるわけです。けれどもその理念は、患者一人ひとりの人生観を最大限尊重していくという点で、おおよそ一致していると言えるでしょう。

　他方、「専門職中心の実践」は、ヒポクラテスの時代からある古い理念

で、長い間、医療保健福祉領域を支配してきました[ii]。これによれば、医師はチーム医療のヒエラルキーの頂点に君臨し、医師のもとでパターナリスティックな実践が行われます。そこでは、医師とその他のメディカルスタッフだけでなく、患者や家族の関係も対等ではありません。むしろ患者は、医師が処方した検査や治療を施してもらっているという弱い立場に置かれます。だから（よい悪いは別にして）上記の例のように、患者が訴える「痛み」も、医学的所見に照らして妥当でないなら重視されないことも起こりえるわけです。

　もちろん、「専門職中心の実践」にもコントラストがあります。極端な場合、例えば、化学療法の適用が考えられるがん患者でも、外科医が中心に君臨していれば外科療法を適用してしまうようなことが起こりえます。つまり医師が「白」でも「黒」と言えばそれが実現してしまうチーム医療です。他方、同じ「専門職中心の実践」でも、患者・家族を含むチームメンバーで話し合った結果、最終判断を医師が行なうというマイルドなものもあります。また医師以外のメディカルスタッフが専門職として最終判断を担うものもあります（詳細は次節）。しかし、最後の最後は患者・家族以外のメディカルスタッフが決めるという点で、共通していると言うことができます。

　「専門職中心の実践」と「患者中心の実践」は、論じ方の力点がまったく異なるため、この切り口からチーム医療論を展開する限りは、両者の間で何らかの信念対立が必ず生じます。

　チーム医療論が「専門職中心の実践」に依拠していれば、メディカルスタッフが責任をもって判断することが正しい実践になります。「専門職中心の実践」は、専門的な知識と技術を活かした実践を行うものだという観点があるわけですから、それは当然の帰結です。逆に言えば、患者の価値観に従って行う実践は、正しい実践から遠のいてしまいます。そうした世界観で支えられたチーム医療論を実践するメディカルスタッフにとっては、専門的な知識と技術を活かすことが基準となるため、「患者中心の実践」に対して、どうしても間違った実践を行っていると思い込んでしまう可能

性が高まるためです。

　他方、チーム医療論が「患者中心の実践」に依拠していると、患者の価値観を最大限尊重することが正しい実践になります。「患者中心の実践」では、医療は患者の経験や知識、価値観を反映する形で行う必要があるという観点に立つからです。視点を移せば、メディカルスタッフの専門性に従った実践は、患者の意見を最大限尊重しているとは言い難くなるという点で、正しい実践から遠のいたと考えられるきらいがあります。チーム医療は「患者中心の実践」であるべきだという切り口からスタートする限り、メディカルスタッフは患者の意見を踏まえることが実践の基本となるため、それとは異なる実践はどうしても正しい実践とみなされなくなるのです。

(2) 「専門職中心の実践」と「患者中心の実践」の利点と欠点

　いっそのこと、どちらか一方の実践に統一すればいいじゃないか、と思う人がいるかもしれません。しかしそう単純なことではありません。なぜならば、どちらの実践も一長一短があるということと、どちらか一方の実践だけでやれるほど医療保健福祉領域は単純ではないためです（**表2**）。

　まず「専門職中心の実践」の利点です。これは意思決定が早いというメリットがあります。例えば、チーム医療には救急医療という分野があります。救急医療は緊急性が高く、生命の危機に陥った人たちが対象ですから、一刻を争う状況に対応しなければなりません。また患者は意識不明で意思決定に参加できないことも少なくありません。そうした場合、医師が司令塔になりながら様々なメディカルスタッフを迅速にコントロールする「専門職中心の実践」が効力を発揮します。

　他方、「専門職中心の実践」には欠点もあります。その最たる例は「患者の自律性」の侵害、すなわち医師がよいことだと判断した医療は、患者の同意を得ることなく提供してもよいのかという問題に集約されます。例えば、乳がんの手術中に、もう一方の乳腺にしこりが認められ、手術中のため患者の意思確認ができないという理由で、患者の利益を考えたうえで無断で両方の乳腺を切除してしまったという例がありました。こうしたこ

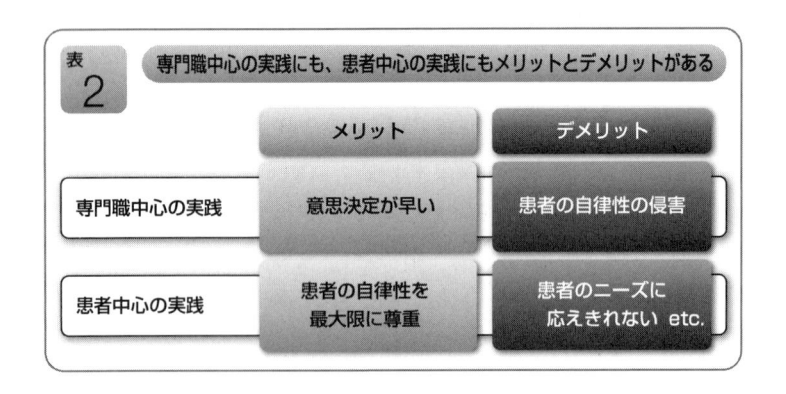

表2　専門職中心の実践にも、患者中心の実践にもメリットとデメリットがある

	メリット	デメリット
専門職中心の実践	意思決定が早い	患者の自律性の侵害
患者中心の実践	患者の自律性を最大限に尊重	患者のニーズに応えきれない etc.

とが問題視されるようになり、現在は、「専門職中心の実践」のデメリットとして広く共有されており、この問題を解決するために「患者中心の実践」が重視されることになりました。

　では「患者中心の実践」の利点は何でしょうか？　これは何と言っても、患者の自律性を最大限尊重できる点にあります。例えば、糖尿病のチーム医療の場合、生活支援に取り組んでいくことになりますが、患者の生き方（生活習慣）の問題にどうしても関わらざるをえません。またリハビリテーションのチーム医療も活動と社会への参加に向けて実践していくため、患者が何を望んでいるのかということが大きな問題になってきます。このようなケースでは、「患者中心の実践」のほうが有効でしょう。

　一方、「患者中心の実践」にも欠点があります。「患者中心の実践」は程度の差はあるものの、基本的には患者が望んでいることに立脚する形で展開していきますが、医療保健福祉は公共財でもあるためパイが限られており、対応できない事態がどうしても生じます。例えば、転倒・転落防止のチーム医療で患者の希望で身体拘束を全廃しようとしても、マンパワーが足らず、安全のためにどうしても拘束せざるをえないという考えに支配される現場もあります。つまり「患者中心の実践」は、患者のニーズに応えようとしても応えられないときに行き詰まるのです。

　また、「患者中心の実践」は患者が誠実でないときや（嘘をつくときや）、患者の意思がわからないときにもうまくいきません。例えば、緩和ケアの

チーム医療で患者がせん妄状態に陥った状態を思い浮かべてください。せん妄状態の患者は、妄想や幻覚に支配されるため、意思を確認することは極めて困難です。そのような場合、患者中心の実践はうまくいかないことがあります。したがって、「専門職中心の実践」に対する反省から生まれた「患者中心の実践」も、無批判に実践の始発点におくことはできないのです。

だからと言って、「専門職中心の実践」と「患者中心の実践」をそのまま併存させることは、先述のとおり信念対立という問題を呼び込むことになります。信念対立が生じると、チームメンバーの多様性を押し潰し、チーム医療の機能不全を引き起こす可能性が出てきます。現代医療の大部分はチーム医療を抜きにしては成り立ちませんから、チーム医療の機能不全は医療そのものの危機を引き起こすことになります。

もちろんこれは、「専門職中心の実践」や「患者中心の実践」に限った話ではありません。「○○中心の実践」というように、何らかの重心をもった状態でチーム医療論を展開している限りは避けられない問題です（例えば「問題解決中心の実践」。この場合、解決が中心になるため解明の可能性が制約されます）。何らかの重心をもったチーム医療論は、どうしても信念対立の引き金になりえる現実とのギャップや、その重心に納得できない人たちを生みだしてしまうためです。つまり、信念対立を呼び込んでしまう「○○中心の実践」という設計図でチーム医療論を展開することは好ましくないのです。

3　チーム医療論のアップグレード

ではどうすればよいのでしょうか？

信念対立解明アプローチでは、信念対立に耐えうるチーム医療を再編するために、「○○中心の実践」という論点からチーム医療を考え始めることそのものを禁じ手にするほかないと考えます。チーム医療が「○○中

心」に組み立てられると、上述してきたような信念対立が自ずと生じてしまう事態を回避できないためです。

　その代わりとして、信念対立解明アプローチでは第2章で詳述した、「状況」と「目的」に応じて確率的に方法を遂行するという「実践の原理」を導入することになります。つまり、「専門職中心の実践」も「患者中心の実践」も、チーム医療の設計図にあらかじめ組み込むものではなく、「状況」と「目的」に照らし合わせてその都度選択し、とりあえず役立ちそうである限りにおいて活用されるツールだということになります。

　そして、第2章で述べたとおり、実践の有効性は、(1)何らかの状況と、(2)何らかの目的に応じて、(3)確率的に遂行した結果、(4)事後的に決まると考えることになりますから、実践の中心に何を据えるかは、「状況」と「目的」に応じて考慮していきつつ、さしあたり有効そうである「方法」を慎重に施行していくことになるが、それが実際に「有効」だったかどうかは後になってみないとわからないと考えるわけです。

　こうした考え方は、従来のチーム医療論とは異なるものです。従来のチーム医療論では、「○○中心の実践」が有効だという前提があらかじめ組み込まれている傾向にありました（**図28**）。また、そうであるがゆえに、「○○」で比較考慮できない事柄は妥当性をもって扱うことができず、信念対立に陥ってしまう誘因となっていました。

　例えば、「専門職中心の実践」から設計されたチーム医療では、それぞれのメディカルスタッフが意見しても、患者のニーズが聴取されても、最終的には医師の判断が意味を持つことになりました。そこに、患者の主観的体験を最重視する「患者中心の実践」が妥当な形で介在する余地はありません。構造上そうなっていたのです。

　逆に、「患者中心の実践」が仕組みとして組み込まれたチーム医療では、医師を含むメディカルスタッフと患者・家族で情報を共有し、話し合いながら検討しても、最終判断は患者が下すことに意味が見いだされることになりました。この構図のもとでは、患者が（メディカルスタッフの観点からみて）間違った判断を下したとしても、患者の自律性を侵害してまでメ

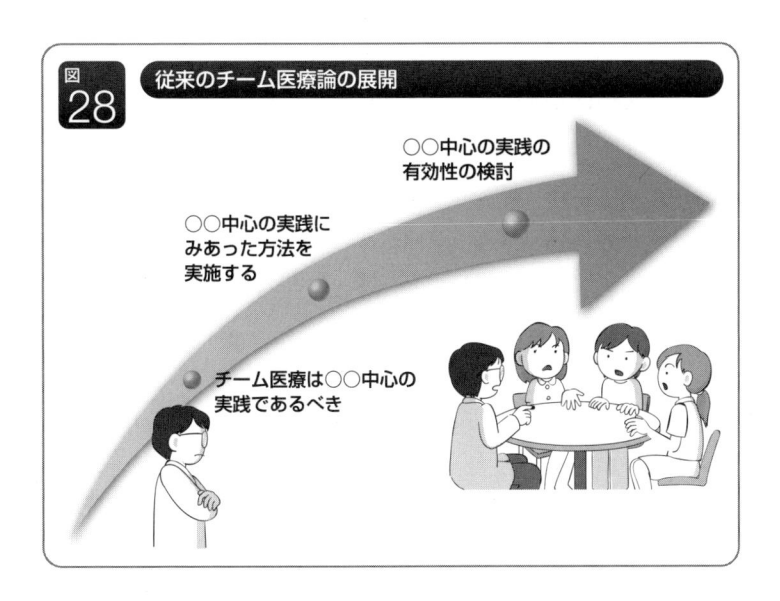

図28 従来のチーム医療論の展開

○○中心の実践の有効性の検討

○○中心の実践にみあった方法を実施する

チーム医療は○○中心の実践であるべき

ディカルスタッフの判断に従わせる実践は認められません。なぜなら仮に、「患者中心の実践」を謳（うた）いながら、患者の自律性を侵害することがあれば、それは表記に偽りがあったという話になるからです。これも「患者中心の実践」という枠組みから出発する限りにおいて、構造上そうなってしまうのです。

けれども先述したように、信念対立解明アプローチで従来のチーム医療論をアップグレードすれば、「専門職中心の実践」と「患者中心の実践」に代表される「○○中心の実践」という発想は、チーム医療のなかにあらかじめ組み込むようなものではなくなります。信念対立解明アプローチにおいてそれらは、「状況」と「目的」に応じて確率的に、そしてよく振り返って考えながらさしあたり活用するためのツールに過ぎないことになるのです（**図29**）。

そしてこのような信念対立解明アプローチに基づいてチーム医療を再起動させると、「○○中心の実践」という仕組みがトリガーになって生じていた信念対立は根本から解消されることになります。なぜならこの考え方では、あらゆるチーム医療は「状況」と「目的」に照らし合わせて、有効

かどうかは事後的に決まると念頭に置きながら、さしあたりもっとも有効そうな「方法を遂行していく」ことになるためです。

例えば、救急医療の現場で、急ぎで救命したいという「目的」があれば、医師が責任をもって判断し、その他のメディカルスタッフに指示命令したほうがよいでしょうし、また、余命数か月という状況で、患者と家族のケアを行ないたいという「目的」であれば、患者と家族とメディカルスタッフが相談し合いながら行うほうがよいでしょう。また急性期から回復期にかかるという状況で、精神障害の回復を後押ししたいという目的であれば、医師が責任をもって判断する事柄（例えば医学的治療）と、患者の意見を踏まえながら実施する事柄（例えば作業療法）を併存することも、信念対立に陥ることなくできるようになります。

また実際にやってみたところ、うまくいかないようであれば修正して方法を変更していけばよいのです。例えば、「患者中心の実践」でリハビリテーションを行ったところ、患者に高次脳機能障害があるため洞察力が不十分で、メディカルスタッフの観点からみたら重要な案件が取り組まれな

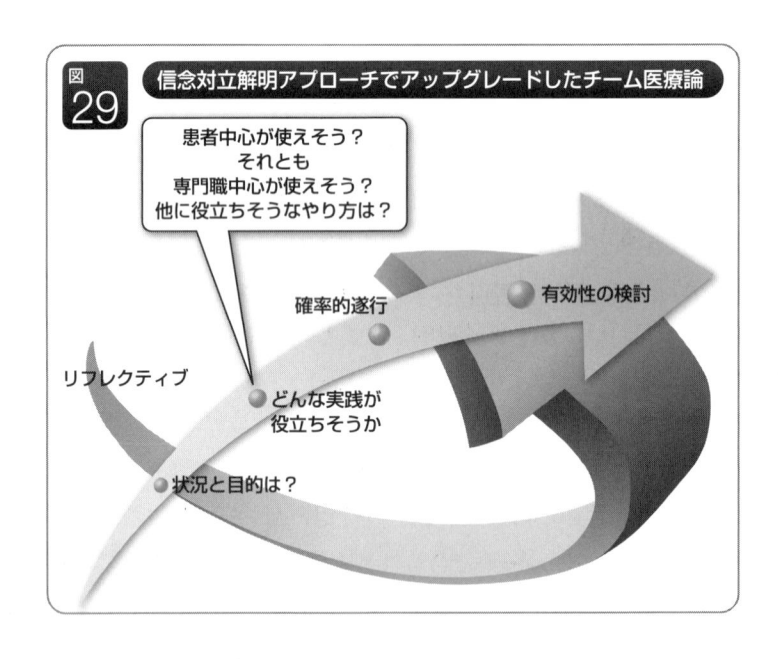

図29 信念対立解明アプローチでアップグレードしたチーム医療論

患者中心が使えそう？
それとも
専門職中心が使えそう？
他に役立ちそうなやり方は？

確率的遂行　　　有効性の検討

リフレクティブ

どんな実践が役立ちそうか

状況と目的は？

いようであれば、「専門職中心の実践」にシフトチェンジしてみるとよいのです。「患者中心の実践」がリハビリテーションの始発点にあると、それが実際にうまく機能しないときでも何とかして押し通そうとする力（ちから）が働きがちです。それが実践の重心に据えられる限り、有効であると前もって決めつけられる傾向があるからです。けれども、「実践の原理」を始発点にすれば、実践の有効性は前もって決めつけることはできないので、実際にやってみてうまくいかないならば、うまくいくように工夫していけばよいという発想になるのです。

　もちろん、こうした実践をすでに行っている臨床現場も少なくないでしょう。そうしたところは、信念対立によってチーム医療が機能不全を起こさない限り、今のまま続けていけばよいだろうと思います。そうではなく、「○○中心の実践」という発想に囚われているがゆえに、多様性を活かしたチーム医療を実現できていない臨床現場もあります（だからこそ信念対立解明アプローチのような技術が開発されています）。そうしたところで働くメディカルスタッフは、信念対立の引力から逃れるために信念対立解明アプローチによってアップグレードされた考え方を導入してみるとよいでしょう。それによって、「○○中心の実践」という論点に囚われていたときよりも、多様性を活かしたチーム医療を実現できるようになる可能性を期待できます。

　さて本書では、信念対立解明アプローチによってチーム医療の論点を、(1)あらゆる実践は、諸契機と諸志向に応じて確率的に遂行される、そして(2)その有効性は事後的に規定されるという原理から捉え直すことになります。信念対立解明アプローチに基づき再編したチーム医療論は、従来のチーム医療が抱える様々な問題に適用されることになります。次の第3節でそのことを解説します。

第3節

「メディカルスタッフのヒエラルキー」という論点のアップグレード

1 「メディカルスタッフのヒエラルキー」における信念対立例

　看護部長Gは、チーム医療のリーダーは看護師であるべきだと考えていました。看護師は様々なメディカルスタッフとの接点が多く、情報を集約しやすいうえに、患者にも24時間ずっと関わっている立場にあるからです。つまり看護師は、患者の状態を最もよく把握し、多種多様なメディカルスタッフの情報を集められるため、チーム医療のリーダーを務めるべきだと考えていたのです。Gは看護部長という立場なので病院内でも影響力が強く、医師たちにも看護師が各チームのリーダーであるべきだと積極的に説得していました。

　他方、リハビリテーションチームのリーダーの医師Hは、チーム医療のリーダーは医師であるべきだと考えていました。医師は患者の医学的状態を最も詳しく理解しているし、その他のメディカルスタッフに比べて知識も経験も豊かであると考えていたためです。もちろん、医師が患者の細部まですべて把握できるというわけではありません。けれども全体の舵取りはやはり医師が責任をもって行なうべきであり、そのもとで看護師をはじめとしたそれぞれのメディカルスタッフが専門性を発揮すればよいと考えていたのです。

　そのため医師Hは、看護部長Gが看護師にチーム医療のリーダー的役割を担わせるよう画策することに対して内心かなり苦々しく思っていました。しかし、看護部長Gにそれをはっきり伝えると、看護部門からの協力を得

られにくくなると考え、適当にお茶を濁しながらやりとりするようにしていました。

　ところがある日、医師Hはリハビリテーション科長のIから、チーム医療のリーダーには作業療法士や理学療法士がなるべきではないかと提案されました。当院は慢性疾患患者が多く、最終的にはリハビリテーションが中心になることから、その専門家である作業療法士や理学療法士がリーダーになったほうが患者のニーズに応えやすいと主張するのです。医師Hはこのままではチーム医療がバラバラになると思い、「一度、各科のトップが集まって話し合いましょう」と応えました。

　後日開催されたカンファレンスでは、医師、看護師、リハビリテーションセラピストを中心にしたメディカルスタッフが、それぞれチーム医療のリーダー的役割を担う必要があると考えており、お互いに譲らないために議論すればするほど不全感が募っていきました。特に看護部長Gは「医師がリーダー的役割ならまだしも、リハビリテーション科がそれを担うなんてありえない。そんなこと言うなら、リハビリテーション科には協力できない」とさかんに口撃していました。医師Hは「（チーム医療のリーダー的役割は医師じゃなきゃ無理だろ）」と内心思いつつも、それぞれが激しく持論を展開するので「継続審議」という形で議論を収めることにしました。しかし、関係者間にはわだかまりが残り、以前よりも意思疎通が難しくなってしまいました。

2　ヒエラルキーへの挑戦と信念対立

　チーム医療は、様々なメディカルスタッフが集まって協働することで、患者の複雑な問題に対処していく方法です。多種多様なメディカルスタッフが協働するためには、職種間の関係は対等であり、上下関係に支配されていないという条件が必要であると考えられてきました[iii]。もしメディカルスタッフ間が上下関係によってガチガチに規定されていたら、チーム医

療の一員として貢献しがたくなるためです。

ところが、フリードソンが「制度化された専門技能の階層制（hierarchy of institutionalized expertise）」[iv] と定式化したように、医師とその他のメディカルスタッフの間には従属関係が認められることがあります（**図30**）。つまり、専門家集団では専門性の度合いに応じて支配層と非支配層に区別され、医療保健福祉領域では医師が最も専門性が高く、その他のメディカルスタッフを支配しているというわけです。

このようなチーム医療における支配―非支配関係は、チームメンバーが多様性を活かした集団として機能する状態を破壊するものになります。なぜなら、支配―非支配関係といったヒエラルキーが持ち込まれることによって、チームメンバーが支配層と非支配層に分断されることになるためです。チーム医療においては様々なメディカルスタッフが対等でなければならないと考えられているにもかかわらず、医師を頂点としたヒエラルキーが歴然とした不平等を生みだしているという構図にあると考えられるわけです。

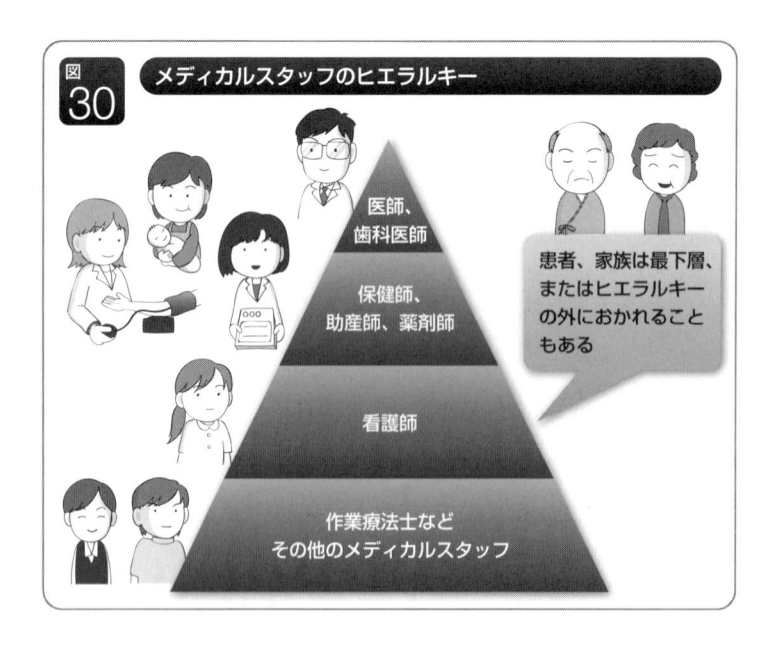

図30 メディカルスタッフのヒエラルキー

- 医師、歯科医師
- 保健師、助産師、薬剤師
- 看護師
- 作業療法士などその他のメディカルスタッフ

患者、家族は最下層、またはヒエラルキーの外におかれることもある

こうした構図を打開するために、メディカルスタッフがそれぞれの専門性を発揮しようという動きが発生してきました。例えば、厚生労働省は、チーム医療を実現するためには、メディカルスタッフが専門性を高めて互いに委ねていく必要があると指摘しています[v]。高められた専門性は、最終的にチーム医療を通して再統合されると想定されているのですが、各メディカルスタッフの専門性の向上と役割の拡大が指摘されていることからもわかるように、力点は「専門性の発揮」にあると理解することができます。

多種多様なメディカルスタッフの専門性の発揮は、当然のことながらチーム医療で誰がリーダー的役割を担うのかという論点に結びつくことになります。なぜなら、先述したように、チーム医療の支配―非支配関係は「専門性の度合い」によって規定されているからです。つまりチーム医療で各メディカルスタッフが高度な専門性を発揮していると認められるためには、実のところ非支配層から支配層への鞍替えが名実ともに成し遂げられることとセットでなければならないという暗黙の構図に巻き込まれてしまうのです。

Lucian Leape Institute Roundtable on Reforming Medical Educationの報告書[vi]では、専門家のエゴがチーム医療の形成を阻害すると指摘しています。これはつまり、ヒエラルキーを打破し、チーム医療を推進するために、それぞれのメディカルスタッフが専門性を発揮するという方法が、逆にヒエラルキーの再生産を促進してしまうため、結果としてチーム医療の機能不全を引き起こすからだと理解することができます。したがって、専門性の発揮という発想は、結果的に支配―非支配関係を終わりなく生みだすため、チーム医療の円滑な推進を阻害するものになるのです（**図31**）。

先の信念対立例は、まさにそうした事態を如実に表しています。先述した例では、看護部長G、医師H、リハビリテーション科長Iはそれぞれ、自分たちの職種がチーム医療のリーダー的役割を果たすべきだと考えていました。おそらくその背景には、チーム医療を行なうためには、各メディカルスタッフが専門性を発揮する必要があるという考え方があったはずで

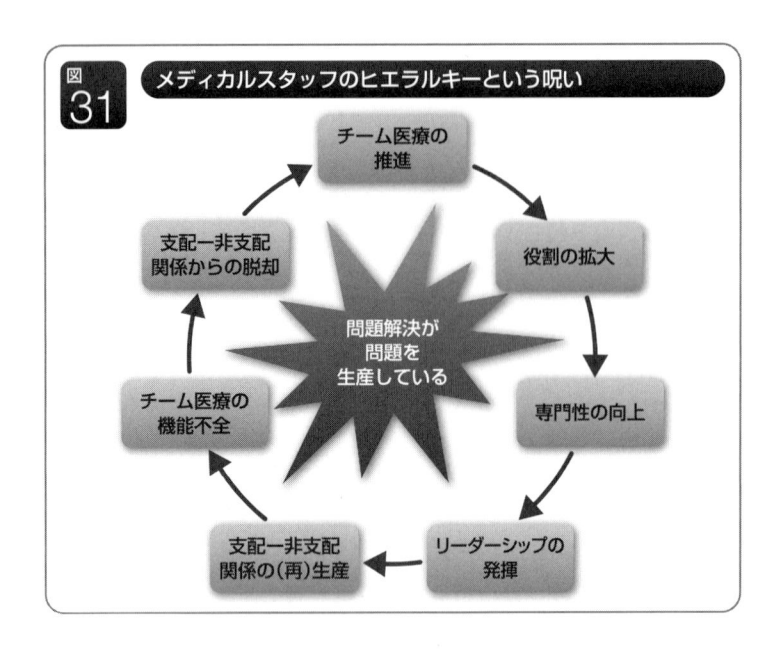

図31　メディカルスタッフのヒエラルキーという呪い

チーム医療の推進 → 役割の拡大 → 専門性の向上 → リーダーシップの発揮 → 支配―非支配関係の（再）生産 → チーム医療の機能不全 → 支配―非支配関係からの脱却 → チーム医療の推進

問題解決が問題を生産している

　す。つまりそれぞれが、自分たちがリーダー的役割を担うことそのものが、「チーム医療の質の向上に貢献できるのだ」と考えていたわけです。厚生労働省もそれを推進しているのですから、そうしたことが起こること自体は不思議でもなんでもありません。

　それぞれのメディカルスタッフに「チーム医療を推進するために」という大義名分があるわけですから、どうしても各々の正義を実現するために主張の激しさはどんどん増していくことになります。先の例では、看護部長Ｇはリーダー的役割を主張するリハビリテーション科長Ｉに対して、今後協力できないと言い放ちました。また、医師Ｈは看護部長Ｇの機嫌を損ねると医師の業務にも協力してもらえなくなると恐れていました。言い換えれば、リーダー的役割の獲得を巡る議論は、政治的な主導権争いの渦中に関係者を落とし込め、信念対立の色彩を強めていく結果になっていったわけです。

　このように、各メディカルスタッフがリーダー的役割の獲得を巡って信念対立するならば、法律上は医師が医療の最終責任者なのだから、医師が

チーム医療でリーダー的役割を担えばいいのではないかと思う人が出てくるかもしれません。確かに、医師がチーム医療のリーダー的役割を担い、その他のメディカルスタッフを非支配層に組み込むことができれば、一時的にはうまくいくかもしれません。実際、私も医師がチーム医療のリーダー的役割を担っており、そのなかで様々なメディカルスタッフが上手に高度な専門性を発揮しながらチーム医療に貢献している例を知っています。

しかし、前著でヘーゲルを援用しながら論証したように、人間精神の本質は「自由」を目指すところにあります（詳細は後述）。あらかじめ医師がリーダー的役割であると規定してしまったとしても、自由を制約される非支配層にその他のメディカルスタッフが留まり続けることは、人間精神の本質からありえないと考えられます。

逆もまたしかりで、医師以外のメディカルスタッフがチーム医療のリーダー的役割に就くように規定した場合でも、人間精神の本質に適っていないため、いずれまたリーダー的役割を巡る信念対立が生じることになると予想されます。また、あらかじめ医師以外のメディカルスタッフがチーム医療のリーダー的役割に就くと決める方法は、現実問題として無理があると考えられます。日本の法律上、医療行為は医師でなければできませんし、チーム医療だからといって医療行為を単純に分担することができないためです。

なかには、「患者中心の実践」に視点を切り替えれば、支配―非支配関係という構図を越えて様々なメディカルスタッフが協働できるようになる可能性があると指摘する人もいます[vii]。つまり患者のニーズの実現に焦点を当てることができれば、それぞれのメディカルスタッフが専門性を発揮しつつも協働することができるというのです。確かに、患者のニーズをしっかり汲み取ることができる状況であれば、この方法によってチーム医療の機能性を引きだすことができるだろうと思います。また、患者のニーズを優先した結果、今回は○○というメディカルスタッフがリーダー的役割を担うのにふさわしいという言い方は、無用な抵抗を生みにくいだろうとも思います。

しかし、先程述べた支配―非支配関係という構図のもとでは、患者はヒエラルキーの最下層もしくはヒエラルキーの外側に位置づけられてきました。つまり、「患者中心の実践」という切り口によってチーム医療のリーダー的役割を巡る信念対立の克服という方法は、支配―非支配関係という従来のロジックに乗っかったものになり、実のところ問題の再生産を後押しするものでしかありません。つまり「患者中心の実践」でチーム医療を再編するというやり方は、患者がヒエラルキーの頂点となるため、患者のニーズを実現するための専門性が競い合わされることになり、その意図とは異なってチーム医療の機能不全を起こしかねないのです。

　また「患者中心の実践」で支配―非支配関係を乗り越えるという発想は、本章第2節で述べた「〇〇中心の実践」という論点でチーム医療を捉えることですから、支配―非支配関係の再生産に寄与するだけでなく、「〇〇中心の実践」という罠(わな)にも陥ることになるわけです。本章の目的は、信念対立に耐性のあるチーム医療論を示すことですから、「患者中心の実践」によってチーム医療をまとめあげようという試みは、どちらに転んでも問題があると言わざるをえないのです。

3　チーム医療論のアップグレード

　こうした問題に対する信念対立解明アプローチの戦略は、それぞれのメディカルスタッフが高度な専門性を発揮し、チーム医療のリーダー的役割を担う必要があるという論点からチーム医療を考え始めることを禁じ手にするというものになります。よく考えればわかるように、「メディカルスタッフのヒエラルキー」という論点に起因する信念対立は、各々のメディカルスタッフがチーム医療の実現に貢献するという名目のもとに、専門性を発揮するという方針が採用されてきたところが起点になっているからです。したがって、この信念対立を終わらせるためには、いったん「ヒエラルキーへの挑戦」というゲームから手を引く必要があるのです。

その代わりに、信念対立解明アプローチが提案するのは、本章第2節と同様に⑴あらゆる実践は、「諸契機」と「諸志向」に応じて確率的に遂行され、⑵その有効性は事後的に規定されるという「実践の原理」によるチーム医療論のアップグレードです（**図20、21**）。「メディカルスタッフのヒエラルキー」への挑戦も人間の営みである以上、ここから考えはじめるほかなく、そうしなければこの信念対立は終わらないと考えられるのです。

　具体的には、先述の例で言うと、看護部長Gが主張するように、看護師がチーム医療のリーダー的役割を担うという方法が、「状況」と「目的」に照らしたうえで妥当と言えるかどうかを考えていくことになるのです。仮に患者が入院しているという状況であり、褥瘡予防が目的のチーム医療であれば、24時間絶え間なく患者の生活に密着している看護師がリーダー的役割を担うことが妥当であろうと判断できるかもしれません。あるいは、在宅医療で訪問看護師が中心になって糖尿病患者の生活支援を行なうという「状況」と「目的」であれば、看護師がチーム医療のリーダー的役割を担当することが妥当だろうということになるかもしれません。

　また、先述の医師Hが考える通り、医師がリーダー的役割でチーム医療を統率する場合、入院患者の感染症対策という目的であれば、ウイルスに関する知見が最も深いと考えられる医師が妥当であると判断されるかもしれません。あるいは、急性期リハビリテーションで高度な術後管理が必要という「状況」で、患者の生命維持と心身機能の回復を促すという目的のもとでは、やはり医師がリハビリテーションチームのリーダー的役割を担うことが妥当になってくるでしょう。

　他方、同じリハビリテーションチームでも、これ以上の心身機能の回復があまり期待できない維持期という状況で、患者の活動制限の改善と社会参加を促していくという「目的」のもとでは、作業療法士がリーダー的役割を果たしていくことが妥当であるということになる可能性もあります。

　また、患者の呼吸状態の改善が望まれる状況下で、リハビリテーションによって呼吸器に関する問題を解決していきたいという「目的」があるな

らば、理学療法士や言語聴覚士がリーダー的役割を担っていくことが妥当であろうと判断されるかもしれません。

　ただし「目的」と「状況」に応じてとりあえず役立ちそうなチーム医療のリーダー的役割を決めたとしても、それが実際に有効性を発揮するかどうかは事後的にしか決まりません。つまりそれでよいかどうかは、やってみなければわからないわけです。例えば、維持期という状況で、社会参加を促進するという「目的」のもとで作業療法士がチーム医療のリーダー的役割を担ったところ、実際には地域社会で暮らすために必要な社会資源の活用が中心になりそうであれば、ソーシャルワーカーがチーム医療のリーダー的役割を担い直すということが起こりえるわけです。このように、「実践の原理」で「メディカルスタッフのヒエラルキー」という論点のアップグレードが行われると、チーム医療のリーダー的役割の有効性は事後的に決まるという視点が鮮明になります。「実践の原理」をベースにすれば、チーム医療のリーダー的役割は一度決めたとしても、常に変わりうる可能性があるのです（**図32**）。

　また、それと同時に、「実践の原理」はチームメンバー間のコミュニケーションを促進することになります。なぜならあらゆる実践の有効性が事後的に決まる以上、一度決定されたチーム医療のリーダー的役割は常によりよいリーダーに変わりうる可能性があり、その可能性を確保するためには、チームメンバー間の情報の共有と議論が活発に行われる必要があるからです。「実践の原理」は、チームメンバーがそれぞれの専門性へと内向きになることなく、専門性の外側へと向かわせる可能性の条件にもなりえるわけです。コミュニケーションの促進によって信念対立が発生する機会も増えますが、「実践の原理」が機能するときは信念対立解明アプローチもプログラムとしてセットされているはずですから、信念対立の予防と克服の条件も同時に確保されることになります。

　以上のように、(1)あらゆる実践は、「諸契機」と「諸志向」に応じて確率的に遂行され、(2)その有効性は事後的に規定されるという「実践の原理」によって「メディカルスタッフのヒエラルキー」という論点を再編し

た後は、チーム医療のリーダー的役割を巡る信念対立が生じる誘因が削ぎ落されることになります。なぜなら、どのメディカルスタッフがリーダー的役割を担当するのかは、「状況」と「目的」によって変わることになるため、メディカルスタッフの専門性の発揮を前もって前提にする必要がなくなるからです（**図33**）。つまり、この考え方によって、「メディカルスタッフのヒエラルキー」を巡る信念対立発生のトリガーが外れることになるのです。またこのタイプの信念対立は、チーム医療のリーダー的役割をあらかじめ規定することで、非支配層から支配層への鞍替えに向かう信念がバックグランドで起動してしまい、政治的な動きが信念対立を激化させましたが、「状況」と「目的」に応じてその都度流動的に規定されるというところから考えれば、そうした問題の発生条件が整わなくなるのです。

これにより「状況」によっては、専門性を発揮しないで対応することも立派なチーム医療だという論理の展開もできるようになります。例えば、緩和ケアのチーム医療の場合、患者の死後も家族と交流することによって、家族の心の癒しを心がけた実践が行なわれることがあります。そうした実

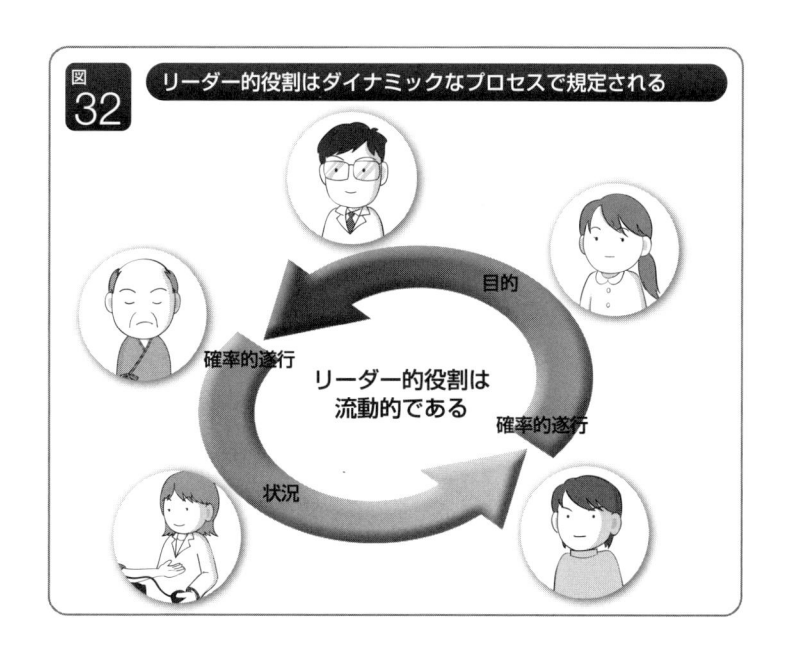

図32　リーダー的役割はダイナミックなプロセスで規定される

リーダー的役割は流動的である

目的／確率的遂行／状況／確率的遂行

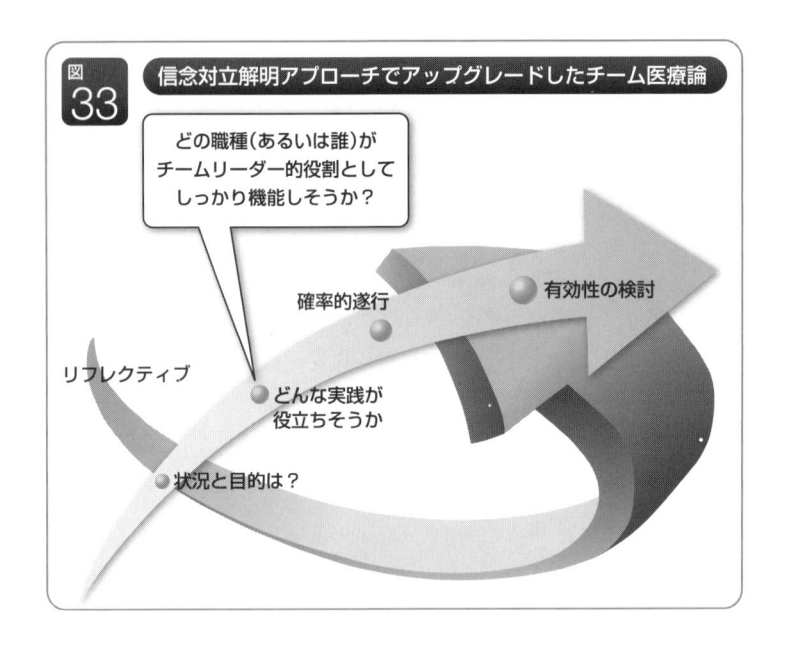

図33 信念対立解明アプローチでアップグレードしたチーム医療論

どの職種(あるいは誰)が
チームリーダー的役割として
しっかり機能しそうか?

有効性の検討
確率的遂行
リフレクティブ
どんな実践が
役立ちそうか
状況と目的は?

践にあるのは、専門性の発揮というものではなく、一人の人間をともに看取った者同士で交わされる心温まる交流です。そこには、政治的な主導権争いもなければ、非支配層から支配層への鞍替えという暗黙の構造もありません。

　もちろん「実践の原理」という考え方がなくても、現実にそうした実践はすでに行われています。しかし、チーム医療のリーダー的役割という論点がある限り、このような実践は妥当なものとしてうまく基礎づけることはできません。「実践の原理」という切り口からであれば、「メディカルスタッフのヒエラルキー」への挑戦という制約がないぶん、実践の自由度が高まるため、専門性の発揮を前提にしない実践もチーム医療として扱うことができ、より実情に見合った実践を原理レベルから後押しできる可能性を拓くことができるのです。

　さて、私はチーム医療のリーダー的役割というやり方は、支配─非支配関係という構図を暗黙のうちに持ち込むがゆえに、人間精神の本質に逆らってしまい、うまくいかないとも指摘しました。チーム医療のような人

間の営為を考えるにあたって、これを理解しておくことは非常に重要です。ここまでの論旨の補足として、本章の最後に「メディカルスタッフのヒエラルキー」が人間精神の本質に逆らうという理由を簡単に確認しておきましょう。

まず、信念対立解明アプローチの人間の原理から再確認します。信念対立解明アプローチにおいて、人間とは「諸契機」と「諸志向」に相関的に営為する主体、というものでした（図18）。先述したように、これは人間の人間性を基礎づけた考え方としてはおそらく例外はありません。これから述べるヘーゲルの人間論は、ちょうどこの本質を言い当てた内容になっているのです。つまりヘーゲルの人間論は、人間の原理の「内実」を論じたものとして位置づけられると考えられるのです。ヘーゲルは人間精神の本質をどう捉えたのか（原理と本質の関係は前著参照）、以下、ヘーゲル自身の議論、およびヘーゲル哲学の完全読解を果たした竹田青嗣と西研、その成果を教育原理に応用した苫野一徳の議論を参考にしながら要諦を示します[viii) ix) x)]。

結論から言えば、ヘーゲルは人間精神の本質は自由への欲望であると考えました。これはいったいどういうことでしょうか？

私たち人間は、必ず何らかの欲望（諸志向の一種）を持っています。例えば、「患者のために最高のチーム医療を実現したい」とか「専門家として患者の役に立ちたい」というようにです。同時に、こうした欲望を持っている時点で、私たちは何らかの形で不自由を味わいます。先の例で言えば、「患者のために最高のチーム医療を実現したい」と欲望しても、それを実現できるほどの技術をそもそも持ちあわせていないかもしれないし、マンパワーや資金が不足しているためにできないかもしれません。私たちは欲望を持ち合わせているからこそ、同時に何らかの現実的制約（諸契機の一種）によって欲望を遂げられないという不自由を感じることになります。ヘーゲルはこのことがトリガーになって、不自由から解放されたい、あるいはそこから解放されるだろうという実感を不可避に求めてしまう、というのです（図34）。これは人間が欲望を持っている以上、避けられな

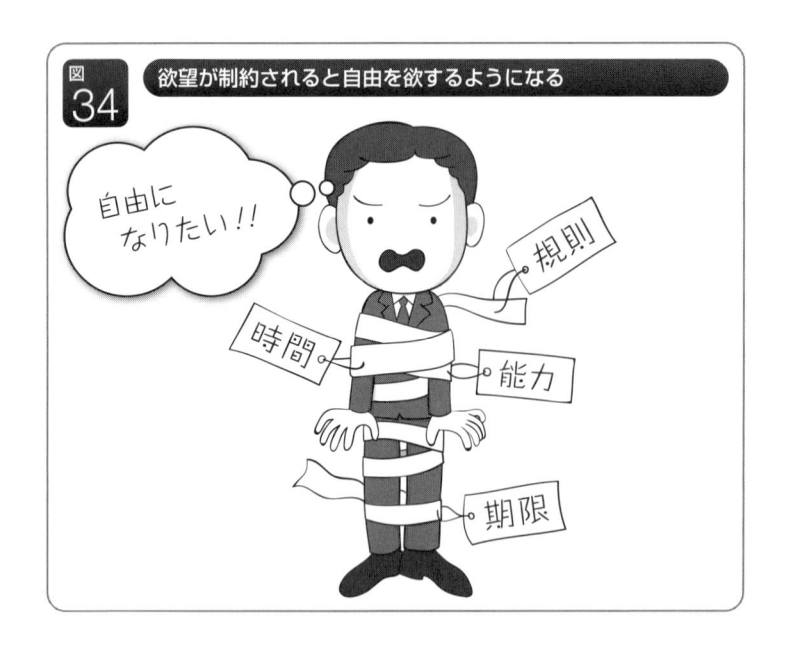

> **図34** 欲望が制約されると自由を欲するようになる
>
> 自由に
> なりたい！！
>
> 規則
> 時間
> 能力
> 期限

い感覚だというわけです。

　このことは「自由への欲望」は「欲望そのもの」によっても、「現実的制約」によっても制約されることを意味します。つまり「自由への欲望」とは、人間がもともと自由だったわけでもなく、また自由であるべき存在だというわけでもなく、自由でありたいという欲望をもった存在だという意味を表すのです。

　そうすると次に、いかなる条件が整えば人間は自由になりえるのかという問いが設定されることになります。人間は欲望を持ち、不可避に自由への欲望を目指すにもかかわらず、本来的に自由が保障されるわけでもなく、また自由であるべき存在として理想理念化されるわけでもない以上、この問いは半ば必然です。

　それに対するヘーゲルの解答は「自由の相互承認」です。人間は必ず何らかの制約のもとで社会生活を営んでいますから、自身の自由への欲望をできるだけ実現するにはお互いの自由を承認し合うことが避けられないというのです（**図35**）。例えば、「患者のために最高のチーム医療を実現し

図35 人々の自由を実現する原理

自由の相互承認

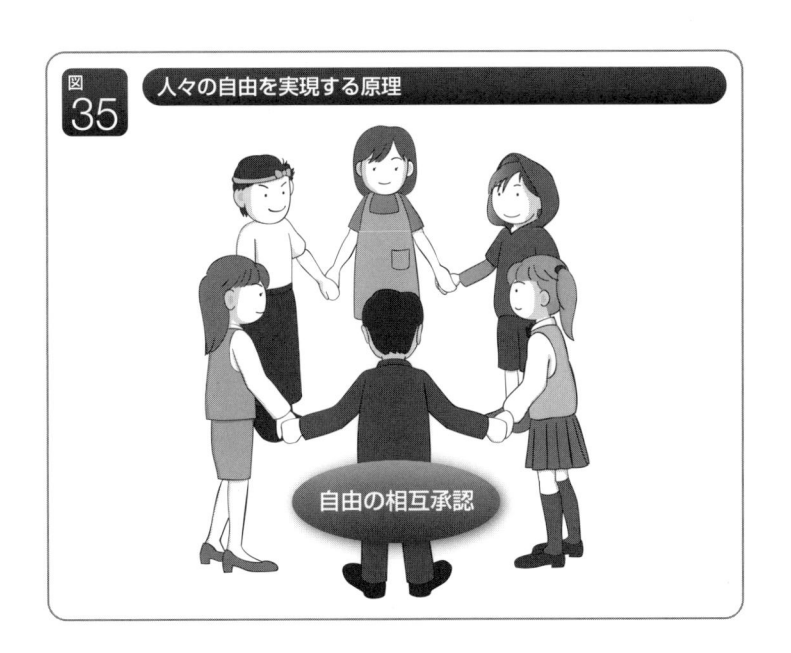

たい」という欲望は、チームメンバーから承認を獲得しなければ空回りするばかりです。同様に「専門家として患者の役に立ちたい」という欲望も、チームメンバーや患者から専門家として承認されなければ実現することは不可能です。もちろんこれは自分にだけではなく、同じく自由への欲望という本質を持つ他者にも当てはまることです。つまり人間精神の本質は自由への欲望だというとき、それは単に自身の欲望の実現という狭い意味ではなく、社会関係のなかで自分と他者がお互いの欲望を認め合うという意味になるのです。

　この議論は、信念対立解明アプローチの「人間の原理」と補完関係にあると私は考えています。繰り返しますが、信念対立解明アプローチにおいて、人間とは「諸契機」と「諸志向」に相関的に営為している存在であるというものでした。これはあらゆる人間の人間性に妥当する形式原理であり、そうであるがゆえに特定の中身をもっていません。ヘーゲル人間論は人間の原理の内実にあたる理路として役立たせることができるのです。

　具体的にはこうです。ヘーゲルのいう欲望は、信念対立解明アプローチ

でいう「諸志向」です。欲望そのものあるいは現実的な事柄が制約になって自由を目指すというのは、「諸契機」が影響して「諸志向」が自由を目指すという位置づけになります。ヘーゲルの人間精神の本質論は信念対立解明アプローチの「人間の原理」の本質を言い当てていると述べたのは、両者がこうした補完関係にあると考えられるからです。

　さて、ここで本節の主題である「メディカルスタッフのヒエラルキー」というテーマに戻りましょう。先述したように、これはチーム医療に支配―非支配関係があることを意味しています。その際、チーム医療でリーダー的役割を発揮したいというそれぞれのメディカルスタッフの欲望は、支配―非支配関係によって阻まれることになります。するとそれが契機になって、メディカルスタッフは必ず制約からの解放に向かっていくことになります（**図36**）。つまりチーム医療の枠組みの外側を目指す可能性があるのです。こうした動きは人間精神の本質が自由への欲望である以上、不可避なのです。

　人間精神の本質に適した形でチーム医療を展開するには、やはり「メ

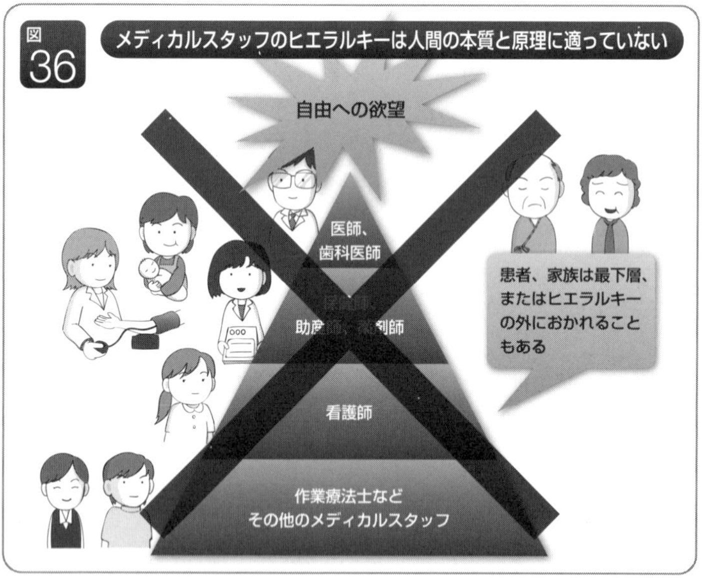

図36 メディカルスタッフのヒエラルキーは人間の本質と原理に適っていない

自由への欲望

医師、歯科医師

助産師、○○師

看護師

作業療法士など
その他のメディカルスタッフ

患者、家族は最下層、またはヒエラルキーの外におかれることもある

ディカルスタッフのヒエラルキー」という論点からチーム医療を考え始めることを禁じ手にするほかないという結論になります。この論点からスタートする限り、どうしても支配─非支配関係という暗黙の前提のもとでチーム医療を展開せざるをえないためです。そしてそれに代わって、自由の相互承認が実現するような論点、すなわち(1)あらゆる実践は、「諸契機」と「諸志向」に応じて確率的に遂行され、(2)その有効性は事後的に規定されるという論点からチーム医療を再編する必要があるのです。

本章の課題

1. 「○○中心の実践」と「メディカルスタッフのヒエラルキー」という論点は、なぜ信念対立の生成に結びつくのですか？　→わからなかったら78〜83、89〜94頁へ

2. 信念対立解明アプローチはどのような切り口で従来のチーム医療の論点をアップグレードしますか？
→わからなかったら83〜87、94〜98頁へ

3. 信念対立解明アプローチの実践の原理を活用し、本章では取りあげていないチーム医療の論点を編み変えるとどうなりますか？　　　　　→わからなかったら本章再読

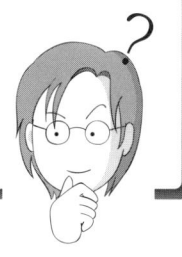

引用・参考文献

i) Stewart M, Brown JB, Weston WW, MaWhinney IR: Patient- Centered Medicine: Transforming the Clinical Method 2ed. Radcliffe Medical Press，2003
ii) 中村直美：パターナリズムの研究．熊本大学法学会叢書，2007
iii) 細田満和子：「チーム医療」の理念と現実，看護に生かす医療社会学からのアプローチ．日本看護協会出版，2003
iv) フリードソン　E（進藤雄三，宝月誠・訳）：医療と専門家支配．恒星社厚生閣，1992
v) http://www.mhlw.go.jp/shingi/2010/03/dl/s0319-9a.pdf
vi) Lucian Leape Institute Roundtable on Reforming Medical Education. Unmet Needs: Teaching Physicians to Provide Safe Patient Care. Boston: National Patient Safety Foundation; March 2010.（http://www.npsf.org/wp-content/uploads/2011/10/LLI-Unmet-Needs-Report.pdf）
vii) 鷹野和美：患者の主体化に視座を置く真の「チーム医療論」の展開．広島県立保健福祉大学誌人間と科学3(1)，1－7，2003
viii) ヘーゲル　GWF（長谷川宏・訳）：精神現象学．作品社，1998
ix) 竹田青嗣，西研：完全読解ヘーゲル『精神現象学』．講談社，2007
x) 苫野一徳：どのような教育が「よい」教育か．講談社，2011

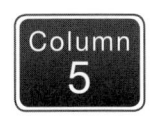

Column 5 「お前は俺の右腕（左腕）だ」は褒め言葉？

　チームリーダーを務めていると、優秀な部下に対して「お前は俺の右腕（左腕）だ」と言ってしまう人がいます。言った本人は褒め言葉のつもりでしょうし、言われた一部の人も「認めてくれた」と思ってしまうことがあるようです。そう思うこと自体は否定しませんが、この感度が信念対立を内包するので要注意です。

　まず私たちが他人に対して「お前は私の右腕（左腕）だ」と確信するときは、どういう条件が整ったときなのかを考えてみましょう。すると、右腕（左腕）の比喩には、信頼して頼ることができるという意味があると同時に、(1)私にとって都合よく使うことができる、(2)相手から多様性が感じられないの二つの条件がありそうだと考えられます。というのも、私の思い通りに動いてくれなかったり、私とは異なる考え方で動かれると、信頼することができないからです。

　鋭い読者はピンときたと思いますが、この2条件は他人を手段、道具として利用できているときに満たされるものです。例えば、ハサミは道具ですが、これが使用に耐えるためには、使用者の思い通りに扱うことができ、他のハサミと同じように活用できることが求められるでしょう。つまり道具が道具として成立するには、上述した2条件と同型の条件が必要になるのです。

　言い換えれば、「お前は俺の右腕（左腕）だ」というとき、他人を人間としてではなく単なる道具、手段として扱っていることになります。人間が単なる道具、手段であるならば、本書で論じた人間の本質である「自由」を許容しません。つまり、この言葉には「人間の尊厳」を踏みにじるという意味があるのです。

　そしてこれは、チーム医療の可能性を閉ざします。チーム医療が機能するためには、多様性を活かしていく必要がありますが、人間の手段化、道具化は多様性を押しつぶすことによって成り立つからです。そして、この押しつぶしのプロセスで、信念対立が渦巻くことになります。人間の原理は多様性を目指すからです。

　一方で、「優秀な部下として認められたんだからそれでよいじゃないか」と思う人がいるようです。しかし、人間を手段、道具として扱うことを許容するならば、極端な話、「俺のために死ね」ということも認めることになります。またこのことを許容することは、自分自身もまた道具、手段として扱われることも認めることになります。自分だけが道具の使用者でいつづけられる特権的根拠はないからです。

信念対立解明アプローチは、人間の原理に従って信念対立を克服する方法です。つまりこの方法論は、チーム医療で人間の尊厳が踏みにじられること自体を回避する可能性を提供するものでもあるわけです。信念対立が生じる職場では、他人を人間として思わないような言動が横行しがちですから、信念対立解明アプローチの活用によって人間の尊厳を守るようにしていきましょう。

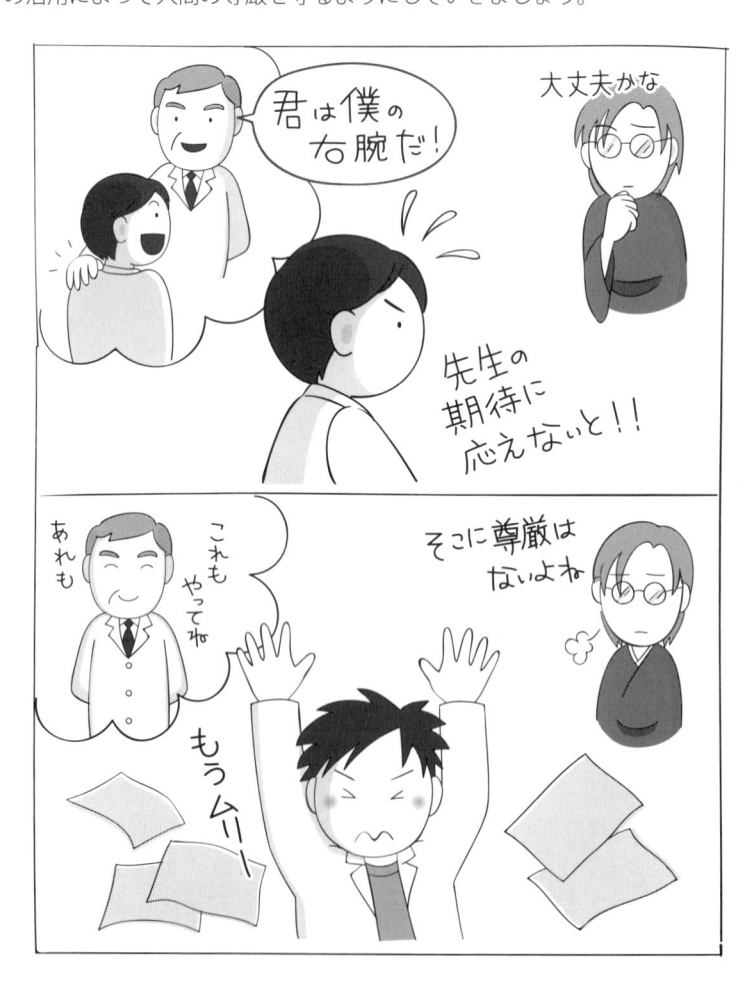

第4章

事例で学ぶ
信念対立解明アプローチ

第1節

本章までのまとめ

　本章では、様々なチーム医療で生じる信念対立事例と信念対立解明アプローチによる対応法について解説していきます。その前に、本章までの内容をざっと復習しておきましょう。

　まず信念対立が生じると人間関係がゴタゴタしますから、腹が立ったり、ストレスが溜まったり、悲しくなったり、気持ちが落ち込んだりします。またチーム医療のメンバーが誰も理解してくれないと感じたり、周囲に迷惑をかけているのではないかと悩んだりすることもあります。大抵のメディカルスタッフは、よりよい医療を提供したいと願っていますから、信念対立によって仕事に支障が出始めると次第に落胆していきます。

　チーム医療は異質な人たちが協働することですから、考え方や感じ方のズレは常に生じることになります。信念対立はそのズレがきっかけになって生じる問題です。けれども、現実には信念対立に阻まれることなく、チーム医療がしっかり機能しているところもあります。つまり価値観のぶつかりあいや感情のもつれがあるからといって、すべてのチーム医療が機能不全に陥るわけではないのです。では、考え方や感じ方などの齟齬が信念対立を呼び起こすのは、どういうときだったでしょうか？

　それは、信念（考え方・感じ方）に疑いの余地がなくなっているときです。つまり信念対立は「自分にとっての当たり前は他人にとっても当たり前だ」という基本構造から発生するわけです。信念対立がいったん生じると、そのままではなかなか収束してくれません。大抵の場合、ボタンの掛け違いがさらなる掛け違いにつながっていき、信念対立の深みにどんどんはまっていきます（**図37**）。ときに、いざこざのきっかけがなくなってもわだかまりが残ってしまい、信念対立による感情問題が永遠に続くことも

図37 信念対立の基本サイクル

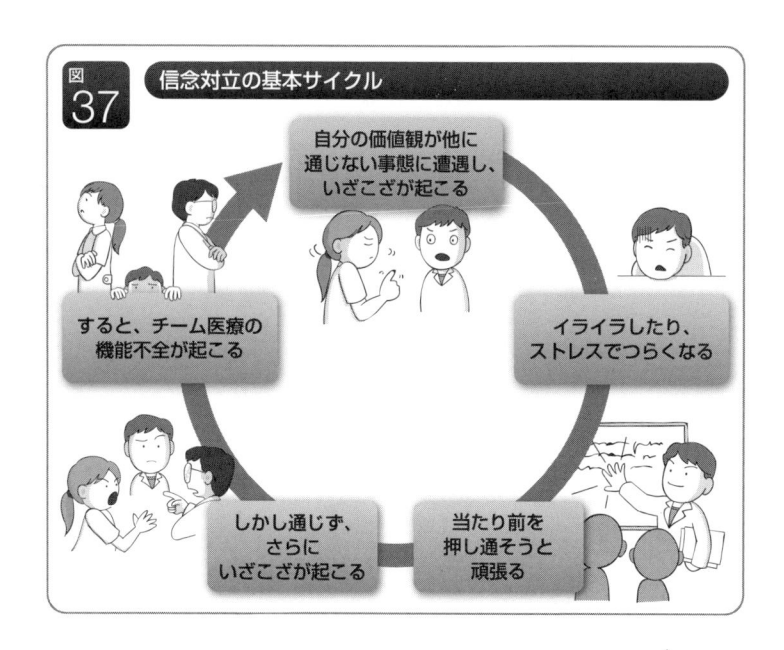

- 自分の価値観が他に通じない事態に遭遇し、いざこざが起こる
- イライラしたり、ストレスでつらくなる
- 当たり前を押し通そうと頑張る
- しかし通じず、さらにいざこざが起こる
- すると、チーム医療の機能不全が起こる

起こることがあり、そうなると何でこんなことになったのかすらよくわからないことになります（**図38**）。例えば、臨床検査技師は看護師から「楽そうな仕事でいいね」とか「給料の安い臨床検査技師に何でなったの？」などと言われたことがきっかけで、「見下されている」「病院内の評価を上げるべきだ」と思うようになり、臨床検査部門と看護部門という組織間の信念対立にまで発展していきました。直接のきっかけになった臨床検査技師はチームメンバーといざこざが続くようになり、だんだん孤立を深めてしまい、ついには退職しましたが、その後も部署間の信念対立は続きました。人びとが信念対立に巻き込まれると、不和の連鎖によって原因が取り除かれてもそこから抜け出せなくなることがあるのです。

　こうした問題を克服するために、信念対立解明アプローチがあるわけです。信念対立は「自分にとっての当たり前は他人にとっても当たり前だ」とか「自分の正義は他人にとっても正義である」などと思い込んだ状態でそれが矛盾に突き当たったときに起こる問題です。したがって信念対立解明アプローチではまず、信念対立する人びとが「人間はそれぞれ違うの

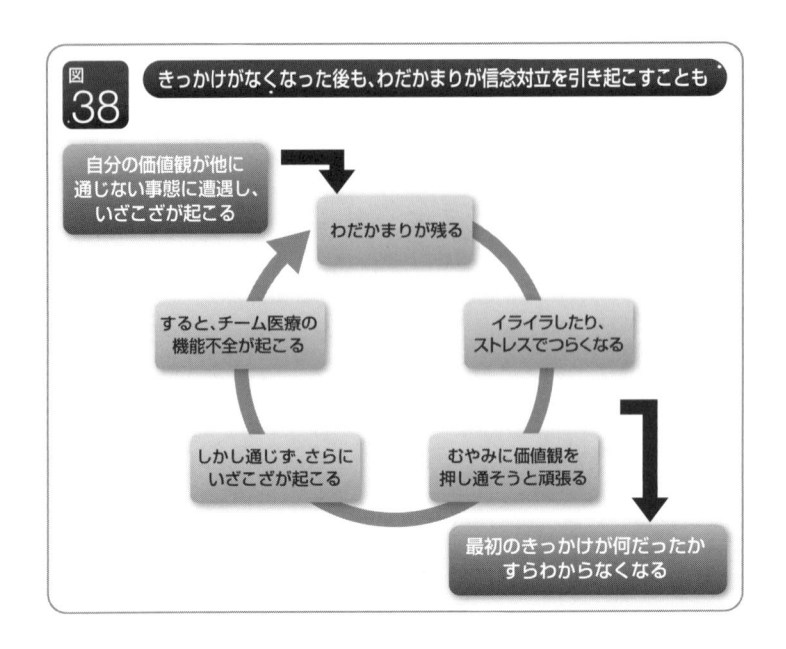

図38 きっかけがなくなった後も、わだかまりが信念対立を引き起こすことも

- 自分の価値観が他に通じない事態に遭遇し、いざこざが起こる
- わだかまりが残る
- イライラしたり、ストレスでつらくなる
- むやみに価値観を押し通そうと頑張る
- しかし通じず、さらにいざこざが起こる
- すると、チーム医療の機能不全が起こる
- 最初のきっかけが何だったかすらわからなくなる

だ」と気づけるよう諸条件を整えることになります（**図39**）。そのうえで、人びとが「協力し合ってやっていこう」という回路が働くように諸条件を整えていきます（**図40**）。それにより信念対立のサイクルから抜け出しやすくなり、多様性を活かしたチーム医療の実現へと可能性を拓くことができるわけです。

「相対可能性」を確保する基本方法（解明態度壱号・弐号および解明術壱号・弐号）には、例えば「何に関心があるから、それが大事になるのだろう？」「どういう目的があるから、その実践が有効だと思うのかな？」「そもそもどういう意図があって、それを行ったのだろう？」「どのような観点から見ればそうなるの？」「いったい何を欲しているから、そんなことしたのだろうね？」「今どんな気持ちで、そう言っているの？」「何がきっかけで、○○に価値を見いだしたの？」「どういう出来事があったから、そう思うようになったのかな？」「あなたはどのような状況で過ごしてきたの？」「今現在どういう情勢になっているのだろう？」などがあります。そうした切り口から仕掛けることによって、それぞれが置かれている状況

図39 信念対立解明アプローチによる相対可能性の確保

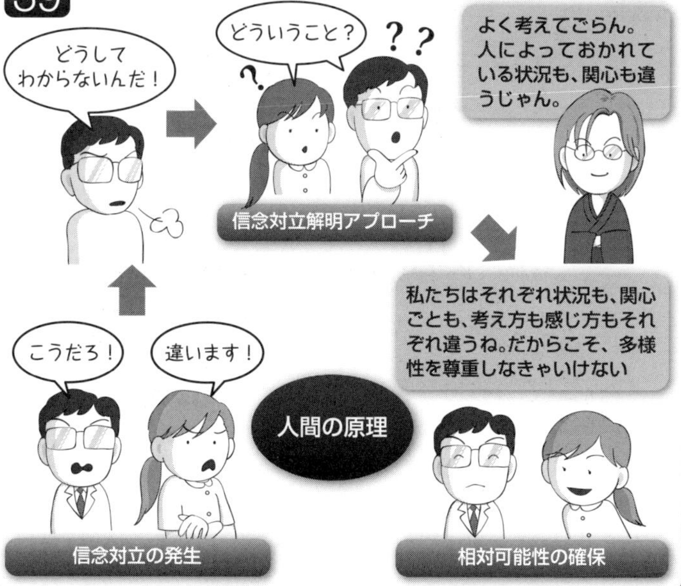

「どうしてわからないんだ！」
「どういうこと？」
「よく考えてごらん。人によっておかれている状況も、関心も違うじゃん。」

信念対立解明アプローチ

「こうだろ！」「違います！」

人間の原理

「私たちはそれぞれ状況も、関心ごとも、考え方も感じ方もそれぞれ違うね。だからこそ、多様性を尊重しなきゃいけない」

信念対立の発生　　相対可能性の確保

は異なるし、物事に対する観点も異なるのだ、という信念の生成を支えていくことができます。

　他方、「連携可能性」を確保する基本方法（解明態度参号および解明術参号）には、例えば「今現在、私たちはどういう状況にいるのだろう？」「私たちのチームはどのような情勢に置かれているのか？」「私たちが担当する患者の状態は？」「今どういう環境のもとにいるのかな？」「私たちは周囲からどのような期待を受けているのかな？」「この患者は、どうなればもっとも幸せになれるのだろうか？」「うちの病院・施設にとってもっとも大切な目標は何だろうね？」「どのような目的なら立場が違っても納得できるかな？」「共通目標は何？」「私たちに共通する関心は何かな？」「私たちの関心は違うけれども、それでもなお似ているところはないかな？」「患者の状態とチームの共通目標を踏まえたうえで、私たちそれぞれは何をやらなくてはいけないか？」「この状況のもとで、目的を達成す

第1節　本章までのまとめ

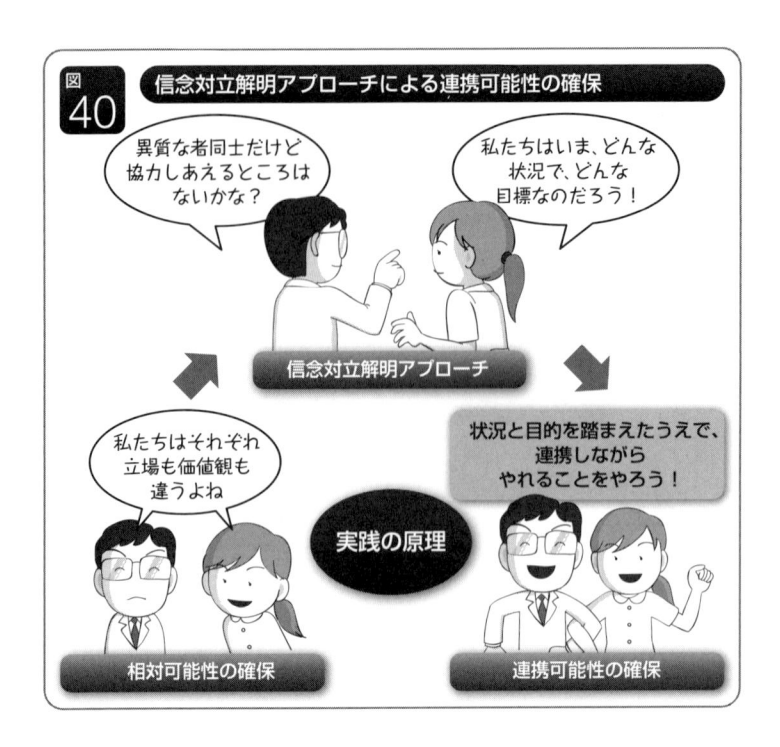

図40 信念対立解明アプローチによる連携可能性の確保

- 異質な者同士だけど協力しあえるところはないかな？
- 私たちはいま、どんな状況で、どんな目標なのだろう！

信念対立解明アプローチ

実践の原理

- 私たちはそれぞれ立場も価値観も違うよね → 相対可能性の確保
- 状況と目的を踏まえたうえで、連携しながらやれることをやろう！ → 連携可能性の確保

るために、私たちにできることは何だろうか？」「やってみなければわからないけれども、今ここでどのようなことが役立つだろう？」などの働きかけ方があります。こうした切り口からアプローチしていくことにより、チームメンバーでそれぞれ異なるけれども、共通の状況と目的で結ばれているわけだから、しっかりコラボレーションしていくことにしようという信念の成立を支援していきます。

　前著で詳論したように、原理的には信念対立解明アプローチによって信念対立を根本から破壊・消滅できるはずです。しかしながら、それは信念対立解明アプローチが信念対立を克服できると完全保証しているわけではありません。「実践」は人間が行うことであり、そうである以上は予期できない「諸契機」が必ず影響します。つまり、どれほど完璧な実践を行ったとしても、どこかで必ず綻びが生じることになるのです。そのため、信念対立解明アプローチによる信念対立の克服は完全保証できないのです。

だからといって、それは信念対立解明アプローチがこの問題に対して無力だという意味ではありません。これまでの章で述べてきたとおり、信念対立解明アプローチによって「相対可能性」と「連携可能性」が確保されれば、少なくとも信念対立の予防と克服への可能性を拓くことができます。**図37**と**38**で示したように、いったん生じた信念対立は放っておいたら悪循環のサイクルに突き進む可能性がありますが、悪循環のサイクルは信念対立解明アプローチによって絶つことができるため、信念対立の予防と克服への可能性を拓くという意味で有効な手段だといえるのです。

第2節 本章の構成

　本章ではみなさんが、チーム医療における信念対立解明アプローチの実践感覚を養えるよう、チーム医療別に信念対立の具体例を示し、信念対立解明アプローチによる対応法を論じていきます。ここで取りあげるのは、「栄養サポートチーム」「呼吸ケアチーム」「リハビリテーションチーム」「糖尿病チーム」「褥瘡対策チーム」「感染症対策チーム」「緩和ケアチーム」といった七つのチーム医療です。

　みなさんは、チーム医療別に示された信念対立事例をもとに、信念対立解明アプローチの勘所を把握していくことになります。まず各チーム医療の概要を示し、その次に信念対立事例を紹介します。その後、信念対立解明アプローチの観点から論点の整理を行い、どのように対応すればよいかを一つの例として示したいと思います。

　信念対立は人びとの関係性の産物ですから、ここで示す信念対立事例と対応法はあくまでも「一例」です。現実世界には、本書で示す以外の信念対立事例がてんこ盛りです。また先述してきたように、信念対立解明アプローチは「相対可能性」と「連携可能性」さえ確保できれば、個別のアプローチは修正したり、創造したりしてもよいというスタンスでもあります。ですから、これから論じるやり方そのままでは対応しきれない事態に遭遇することもあると思いますが、以下の事例を通してみなさんに信念対立解明アプローチの実践感覚を把握していただきたいと思います。そしてみなさんは読みながら、「私ならどう対応するか」「私が信念対立解明アプローチを使えるならどう対応するか」という観点から考えてみてください。

第3節 栄養サポートチームで生じた信念対立

1 概要

　栄養サポートチーム（nutrition support team、NST）の主たる対象者は栄養障害が生じている患者、あるいは栄養障害のリスクが高い患者です。このチームの目的は、栄養状態の改善による治癒の促進、合併症の予防、医療費の削減などです。

　主たるチームメンバーは、医師、歯科医師、看護師、管理栄養士、言語聴覚士、作業療法士、歯科衛生士、薬剤師、理学療法士などです。認定資格制度として日本静脈経腸栄養学会による「栄養サポートチーム（NST）専門療法士」、日本病態栄養学会による「栄養サポートチーム（NST）コーディネーター」があります。患者の栄養状態が悪いと、治療効果が落ちたり、予後が悪くなったりすることから、栄養サポートチームのメンバーが果たす意義は少なくありません。

　海外では欧米を中心に1970年代ごろから普及していきましたが、日本では経済的制約などによってなかなか普及しませんでした。しかし日本でも1998年になって、PPM方式（potluck party method）と呼ばれる方法が考案され、普及していきました。PPM方式とは、栄養サポートチーム専属ではなく、別々の部門で働きながら兼業する形でチームメンバーになる方法です。現在では、施設基準や算定要件を満たせば、栄養サポートチーム加算（週1回200点）を算定できることから、非常に多くの病院で実施されています。

2 事例

　Jさんは民間病院に勤める管理栄養士です。この病院でも約1年前から栄養サポートチームが始まり、Jさんも管理栄養士としてチームに貢献していこうと意気込んでいました。特に栄養サポートチームは、管理栄養士の専門性が発揮できる機会でもあるため、Jさんは相当な熱意をもってこのチームに参画しました。

　Jさんはまず、栄養サポートチームのカンファレンスや回診以外でも、病棟に毎日あがって患者の様子を観察したり、面談するようにし、食形態や摂取量の工夫を考えるようにしました。このことは、患者に直接貢献できる貴重な体験になりました。またその内容を医師や看護師、薬剤師などに対して助言するようにしました。当初は、チームメンバーもJさんの熱意と行動力に感心し、医師や看護師などから相談が持ちかけられるようになりました。Jさんは「患者にも喜ばれるし、他の職種にも管理栄養士の専門性が理解されつつある」と嬉しく思いました。そのため、Jさんはますますチームメンバーに栄養の観点から積極的に意見するようになりました。

　ところがある日、Jさんが病棟で看護師をつかまえて栄養について話そうとすると、看護師は「こんなこと言いたくないけど、私たちは栄養以外にもやるべきことがたくさんあるのよ」とうんざりした表情で言い、Jさんの話に聞く耳を持ちませんでした。看護師からそういう扱いを受けたため、医師に患者の栄養状態の報告と栄養療法の提案を行おうと連絡すると、「今はそんな暇はない！」と厳しい口調で怒られました。これまでの良好な関係から一転してそれ以降、Jさんはチームメンバーから何となく煙たがられているように感じるようになりました。

　同期で栄養サポートチームのチームメンバーであり友人でもある薬剤師に相談すると、「しゃしゃりですぎたんじゃないの？」と苦笑いされなが

ら言われました。Jさんは、栄養サポートチームは患者の転帰を改善する効果があるし、積極的にやることは当たり前だろうと思いましたが、今のままではチームメンバーとの連携ができなくなると感じています。せっかく管理栄養士の専門性を発揮する機会なので、それだけは避けたいけれど、どうすればいいかわからず悩んでいました。

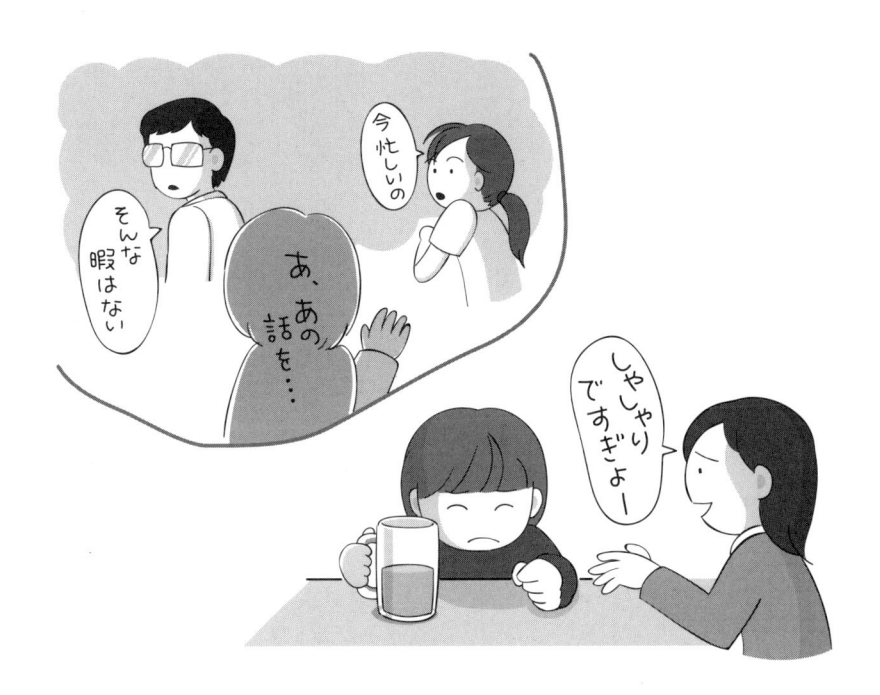

3 対応法

(1) 論点の整理

　栄養サポートチームのように加算のとれるチーム医療は、経済的なバックアップもあって様々なメディカルスタッフが連携する契機になりやすい反面、異質な人たちが集まることから信念対立が生じることもあります。上記の事例は、第3章で論じたメディカルスタッフのヒエラルキーが現実の臨床現場で問題化した内容になっています。

　Jさんは管理栄養士としての専門性の発揮に価値観を置いていました。あくまで私の経験上ですが、ヒエラルキーの下位に置かれがちなメディカルスタッフ（例えば、臨床心理士、作業療法士、臨床検査技師など）ほど、自らの専門性を発揮することに強いこだわりを持つ傾向にあります。メディカルスタッフは専門性を買われて病院・施設で採用されていますので、他の職種に専門性が認知されていない状態がきっかけになって、自分の存在に対する不安を抱え込んでしまいがちです。その反動から、他職種からメディカルスタッフとしての専門性を認められたいと願うようになりますので、そのチャンスがあるとかなりの熱意で行動するようになります。

　ところが、自身の専門性を発揮することに夢中になって取り組むと、それ以外のことが疎かになってしまうことがあります。専門性とはそれぞれの職種の実践の仕方です。そうである以上、専門性の発揮は「状況と目的」によって調整する必要がありますし、その実践が有効かどうかも後になってみなければわかりません。しかし、専門性を発揮することにしゃかりきになるとそのことを忘れてしまい、いつでもどこでも同じ方法で押し通そうとしてしまいがちになるのです。

　Jさんの場合もまた、管理栄養士としての専門性を発揮することが前提でした。そしてこの実践（専門性の発揮）を実質化するために、栄養サ

ポートチームでチームメンバーに対して積極的に意見してきました。その際、チームメンバーが置かれている状況や目的、それに応じたやり方などは考慮できていませんでした。だから、最初はJさんの熱意と行動力にリスペクトしたチームメンバーも、だんだん疎ましく感じるようになってしまったのです。

　だからといって、Jさん以外のチームメンバーに問題がないかというと、そうでもありません。薬剤師が「しゃしゃりですぎたんじゃないの？」と言っているように、この栄養サポートチームには、必要な意見なら積極的に言うという文化が育っていないように見受けられるからです。チーム医療は意見交換なくしては成立しません。必要な意見を言っているJさんに対して「出しゃばり過ぎだ」という解釈が起こるようでは、そもそも「何のためのチーム医療なのか」という点が栄養サポートチーム内で十分に理解されていない可能性が疑われます。

(2) 対応のポイント

　このように、自分自身の強い信念がきっかけになって生じる信念対立は、自身のうちにある考え方・感じ方を相対化する（＝解明態度壱号）ことによって低減できる可能性があります。つまり、Jさんは、「管理栄養士の専門性を発揮していく必要がある」という態度をいったん相対化する必要があるのです。そのためにはまず、Jさんは「どうしてそう思うようになったのか」という観点から内省していきましょう。

　そうすると、入職当初から管理栄養士の立場が弱いことに悩んできたことや周囲のメディカルスタッフが栄養に関心がないと感じることがたびたびあったことが、背景として浮かび上がってくるかもしれません。また、そうした出来事を体験するうちに、いつかチームのなかで管理栄養士の専門性を活かして存在感をアピールしたいとか、院内における管理栄養士の立場を確立したいなどという関心が育っていたことがわかるかもしれません。

　この内省は自他の信念が妥当かどうかは「時と場合による」という意識

をもたらしてくれます。例えば、Jさんに「管理栄養士の専門性を発揮していく必要がある」という思いが生まれたのは、上述したような出来事や関心事があったからだということが、少なくとも理解できると思います。同様に「今はそんな暇はない！」と怒った医師にも、その前後で立ち現れた出来事や関心事があったはずです。また「こんなこと言いたくないけど、私たちは栄養以外にもやるべきことがたくさんあるのよ」とうんざりした様子で言った看護師にも、Jさんには立ち現れていなかった状況や目的があったことでしょう。そうした理解に至ることができれば、人それぞれ違うのだという意識に至れます。

　また専門性を発揮する必要があるというスタンスから、それは時と場合によるのだというスタンスにシフトチェンジできれば、チームメンバーのつれない態度に対しても余裕ある対応ができる可能性が生まれます。例えば、Jさんはチームメンバーに怒られたり、邪険に扱われて、チームメンバーとの連携ができなくなると感じました。でもそうした感じ方の意味も、時と場合によって変わるのです。言い換えれば、状況が変わったり、目的が変容すれば、Jさんの扱われ方も変わるし、感じ方も変わるわけです。マインドセット（思い込み）のシフトチェンジは、チームメンバーとの連携ができなくなるという感じ方に縛られる必要はないという理解をもたらしてくれると期待できるのです。

　Jさんの思い込みがシフトチェンジしていけばチームメンバーの関係性もおのずと変わる可能性があります。関係性とは人びとの交流によって作られますから、誰か一人が変われば全体の交流の仕方も当然変わるからです。具体的には、例えば、Jさんが「専門性の発揮は時と場合によるから、いつでもどこでも栄養について議論するのではなく、栄養サポートチームの回診やカンファレンスの機会を活かして意見を言うようにしよう」と考えて、実際にそう振る舞えば、以前のように重宝がられるかもしれません。信念対立が起こる振舞のパターンが変われば（＝解明態度）、その問題が形成される条件も変わるので、当然のことながら結果も変わるわけです。

そのうえで、栄養サポートチームにおける管理栄養士の役割は、チームに参加する異質な人たちがコラボレーションしていけるように関わり、実践していくことです。上記の事例で言えば、Ｊさんがまず取り組むべきことは、栄養サポートチームが置かれている状況の整理です。
　Ｊさんは栄養サポートチームに専念できる状況でしたが、例えば看護師が「こんなこと言いたくないけど、私たちは栄養以外にもやるべきことがたくさんあるのよ」と言っていることからわかるように、他のチームメンバーはそういう状況ではない様子が伺われます。Ｊさんを含むチームメンバーは、通常の業務を行いながら栄養サポートチームを兼務していましたし、病棟業務の内容によっては非常に激務であることから、同じチームメンバーだからといってみんなが同じ密度の職務であるわけではないのです。Ｊさんはたまたま栄養サポートチームに専念できる状況であり、なおかつ専門性を発揮するという目的にも合致していましたが、当然、そうでないチームメンバーもいるはずですから考慮するようにしましょう。
　それから、この事例では「目的の共有」（＝解明態度参号、解明術参号）も行ったほうがよいでしょう。栄養サポートチームのような目的がはっきりしているチームでは、チームメンバーに目的が理解されているという前提ですすめられることがあります。例えば、栄養サポートチームの目的は、適切な栄養管理の選択と提供、患者のアウトカムの改善、入院日数の短縮などであると設定されていても、現実にそれがチームメンバーの腑に落ちる形で理解されているかどうかはわかりません。特に、上記の事例では薬剤師が「しゃしゃりですぎたんじゃないの？」と苦笑いしていることから、異質なメディカルスタッフの連携を通して上記のような目的をやり遂げるために、この栄養サポートチームがあるという理解が乏しい可能性があります。したがって、折りにふれて栄養サポートチームの「目的の共有」を図るようにしていくとよいでしょう。
　その際、「栄養サポートチームの目的は適切な栄養療法です」などと宣言するだけではうまくいきません。それでは、チームメンバーのなかには押しつけられたように感じ、自分自身の目的として受けとらない人がいる

からです。目的の共有は、目的に対して疑義を差し挟むようにすると、うまくいきやすいと期待できます。例えば、「当院で本当に栄養サポートチームは必要なのか」と問うのです。そうした問いが起点になって、「うちの病院には低栄養患者や嚥下障害者が3割もいるから、栄養サポートチームは必要だ」とか「栄養サポートチームって言っても書類上あるだけで、実質的に機能していないところが多いのではないか」などの議論が発せられるはずです。そうした吟味の過程を通して、「いろいろ疑問はあるけれども、やっぱり栄養サポートチームは必要だ」という信念が成立していくことになります。多少面倒でも、目的の妥当性を問い合うプロセスを挟んだほうが、信念対立に耐性のあるチーム医療を育てていけるのです。

第4節 呼吸ケアチームで生じた信念対立

1 概要

　呼吸ケアチームの主たる対象者は呼吸器疾患のある患者や人工呼吸器を利用している患者です。呼吸ケアチーム加算（週1回150点）を算定する場合、48時間以上人工呼吸器を継続して装着している患者であるなどの諸条件がつくことになります。このチームの目的は呼吸状態の改善です。それによって、人工呼吸器からの早期離脱、肺炎の減少、再挿管率の減少などの効果が期待されます。高齢者の死因の第4位は肺炎であり、今後ますます増加することから、呼吸ケアのニーズもさらに高まることが予想されます。

　呼吸ケアチームの主たるメンバーは、医師、看護師、臨床工学技士、薬剤師、理学療法士、管理栄養士、言語聴覚士、作業療法士などです。関連する認定資格制度としては認定看護師（慢性呼吸器疾患看護）や認定理学療法士（呼吸）などの他に、日本胸部外科学会、日本呼吸器学会、日本麻酔科学会の3学会合同による認定資格である「呼吸療法認定士」もあります。日本ではこうした認定資格のみですが、アメリカでは呼吸療法士という呼吸ケアに特化した専門職がいます。

　呼吸ケアはICUなどの病院内の医療だけでなく、地域のクリニックや在宅医療などでも実施されています。呼吸ケアチーム加算が適用されなくても、呼吸ケアには組織横断的なチームアプローチが求められます。

2 事例

　若手医師のKさんは呼吸ケアチームのリーダーとして看護師、理学療法士、臨床工学技士とともに週1回の病棟回診を行ったり、コンサルテーション活動を行っています。また定期的に院内勉強会を開催し、メディカルスタッフが呼吸に関する知識を深められるように取り組んでいます。チームメンバーの多くは呼吸療法認定士の認定資格を取得しており、チーム一丸となって熱心に取り組んでいました。

　しかし、Kさんには悩みがありました。この病院は、Kさんよりも臨床経験年数の長いベテランの医師が多く、そうしたベテラン医師に対して「先生の呼吸ケアには改善の余地があるので、呼吸ケアチームが提案するやり方でやってもらえませんか」などと提案することにストレスを感じていたのです。Kさん自身がもし10年以上の臨床経験を積んだ後に、若手医師からこのような提案をされたら、たとえその内容が正しいとわかっていても気分を害するだろうと思っていたからです。

　また、呼吸ケアチームとして提案した呼吸ケアによって、もし患者の状態が悪くなったら最終的に責任を取るのは主治医です。主治医は呼吸ケア以外にも、疾病管理やリスク、栄養管理等も含めたうえで対応を考えているはずです。大ベテランの先生方が、患者を総合的に見たうえで打ち出した診療方針に対して意見し、迷惑をかけることがあったらと考えると強い不安に苛まれるのでした。

　ある日、呼吸ケアチームで病棟回診しているときに、当院の医師のなかでも特に上下関係に厳しい先生が担当する患者の呼吸ケアにちょっとした疑問点が見つかりました。以前、このベテラン医師から「俺はずっとこの患者を担当してきたのに、ちょっと見ただけで何がわかるんだ！」と口撃されたことがありました。Kさんは臨床工学技士から主治医と担当看護師に相談したほうがいいと提案されましたが、過去の記憶が脳裏をかすめて

しまい、その場ですぐに対応しませんでした。理学療法士から「何のための呼吸ケアチームですか！」と詰め寄られましたが、「すぐに命に関わりかねない重大な疑問ではないから、様子をうかがってから担当医に確認するようにする」と答えました。

　Kさんはベテランの先生方とコンサルテーションする仕事にやりがいは感じつつも、萎縮してしまっている今の状態ではまずいと考えていました。

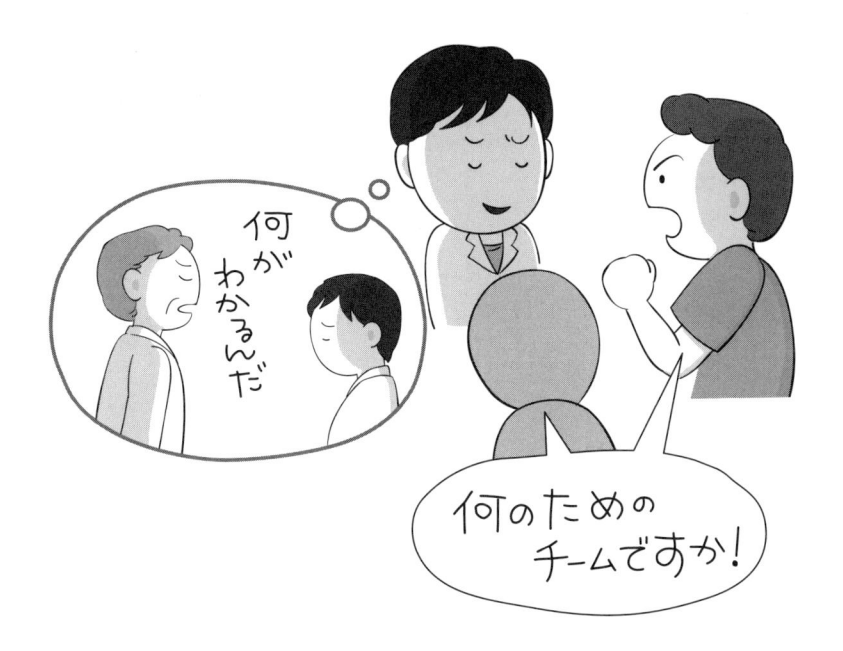

3 対応法

(1) 論点の整理

　Kさんは、自身のうちの「権威者には意見を言うのはよくない」という信念と「呼吸ケアチームのリーダーとしては権威者にも意見を言わなくてはならない」という信念の間で信念対立を体験しています。栄養サポートチームの例と同様に、この例はメディカルスタッフのヒエラルキーが問題化した状態を表しています。

　しかし栄養サポートチームの例と異なるのは、メディカルスタッフのヒエラルキーの壁に阻まれて言動が規制されてしまっているという点です。上下関係にうるさい上司から叱責された体験が思い出されて萎縮していることからも、意見を言い過ぎて信念対立化した栄養サポートチームとは事情が異なると理解できると思われます。実のところ、呼吸ケアチームや栄養サポートチームのような、主治医や担当看護師の相談に乗ったり、助言したりするコンサルテーション型のチーム医療では、権威を巡る信念対立に遭遇しやすいものです。力関係で表すと「主治医＞コンサルテーション型のチームメンバー」という構図が成立しやすいからです。

　私の経験では、権威者との間で生じた信念対立への対応は、困難を極めることが少なくありません。ここでいう「権威者」とは、相手に「この人には服従せざるをえない」という信念をとり憑かせる力をもつ人（びと）です。「権威」とは、それに向き合う人が「この人には逆らえない」とか「あの人の言うことは聞かなければならない」という信念に自動的に縛られるような、つまり盲目的な服従を生むものなのです。

　この状態に陥った人は権威者に対して「批判的な意見が言えない」「質問しづらい」という気持ちになります。批判的に意見したり、質問する行為は、相手に自ら望んで服従しているかのような状態から半歩（あるいは

一歩）踏み外す行為だと考えてしまうからです。

　よくわからない人は、自分が働いている職場のものすごく偉い人に、「自分の意志で批判的な意見がスムーズに言えるか」を考えてみてください。あるいは、自分の専門領域の頂点に君臨しているものすごい先生に、「疑問を呈するような質問がためらいなくできるだろうか」と想像してみてください。おそらく、大抵の人は何らかのためらいを覚えるはずです（もし、まったく気持ちに引っかかりがない人は、この手の信念対立には陥りにくい態度になっているので喜んでいいですよ）。

　この事例では、Kさんがベテラン医師との関係性で、自発的に服従しているかのような状態に陥っていました。そのきっかけになったのは、以前あったベテラン医師の「俺はずっとこの患者を担当してきたのに、ちょっと見ただけで何がわかるんだ！」という強い反発でした。それ以降、Kさんはベテラン医師に対して刃向かえないという心境に陥ったのでした。

(2)　対応のポイント

　このようなケースにおいて、信念対立解明アプローチは、権威の成立根拠を解きほぐす（＝解明態度弐号、解明術弐号）ことで対応していくことになります。先述したように、権威者はあたかも自発的な服従を促す力を持っています。すなわち、権威者と服従者の関係性が成立するためには、自他がともに意識的あるいは無意識的に「承認」することが必要になってきます。もう少し言えば、私（たち）（権威者（たち））は他の人に対して優位な関係性にあるのだと（意識的もしくは無意識的に）認めること、なおかつあの人（たち）（権威者（たち））は私（権威者に服従する人（あるいは人びと））よりも偉いのだと（意識的もしくは無意識的に）認めること（相互承認）が、自ら服従する関係性を成立させうる条件だ、と言えるわけです。

　権威の成立根拠を解きほぐすためには、この権威（権威者と服従者）の関係性が成立する条件に自他の承認があると認識する必要があります。これはどういうことでしょうか。

通常、個人あるいは一部の集団に対して萎縮している人は、知らず知らずのうちに権威の関係性に陥っています。つまり別に誰が求めたわけではないけれど、服従しているという感覚が伴わないくらい自然に気づいたら服従していたという状態になっているわけです。そうすると、その人のなかでは「あの先生は誰がみてもすごい人だから、私は従わざるを得ないのだ」という信念にとり憑かれることになります。知らないうちに屈服しているわけですから、そう考えたほうが論理的にも感情的にも齟齬がないように感じられるためです。

　しかしそういう信念のもとでは、権威者に対して自動的に服従している状態から逃れる術を見いだすことはできません。「あの先生は誰がみてもすごい人だから、私は従わざるを得ないのだ」という気持ちでいる限りは、権威の成立根拠は相手の存在そのものに求められ、こちらがどう対応しようとしても、最終的には自発的に服従するしかないような信憑に絡めとられてしまう仕組みになるからです。たとえるなら、権威者に服従する理由が権威者の持っている威光に求められる状態では、物体が自然の摂理にしたがって上から下に落ちるぐらい自然に服従関係が成り立ってしまうのです。そうである限り、地球上では重力から逃れられないのと同様に、権威者の引力圏からも逃れられないということになるのです。

　だから、権威の関係性はそれ自体が独立自存しているわけではなく、自他の承認を通して成立する存在論的な関係性だと理解することが重要になってくるわけです。では、どうすればそうした理解に至ることができるのでしょうか。

　ポイントを言えば、「何がきっかけで相手に意見しがたい心境になっていったのか」とか、「今どういう立場にいるから相手に反論できないと思ってしまうのか」などの切り口から洞察を深めていくことになります。つまり、自他の承認が構成されていったプロセスを辿りなおすこと（＝解明態度壱号・弐号、解明術壱号・弐号）によって、相手が持っている威光があるから服従するようになったのだという信憑を払い落とす「契機」を提供していくわけです。なお、このような辿り直しのプロセスは権威者へ

の叛旗(はんき)として感受してしまう可能性があるため、自身のうちで心理的な抵抗感を味わうかもしれません。しかしそうした観点からよく振り返って考えると、権威者との間柄が本来的にそうなるべくしてなったわけではなく様々な契機やそれらの影響から生じた観点によって規定されているのだという理解をもたらしてくれる可能性があります。

　さてこの事例では、Kさん以外の呼吸ケアチームのメンバーは、ベテラン医師に対して権威の関係性に陥ってはいませんでした。ですから、Kさんのマインドセット（思い込み）を変容させていけば、この信念対立を終わらす可能性を拓くことができると考えられます。

　この事例は、権威を巡る信念対立のなかでも比較的やさしいほうだと言えます。こうした種類の信念対立で最も厄介なのは、その他のチームメンバーも権威の関係性に陥り、誰が命令をしたわけでもないのに、全体として特定の個人あるいは集団に服従しているような場合です。そうしたケースでは、自身の思い込みを変えるだけでなく、他の人びととの信憑(しんぴょう)も慎重に取り払う必要があります。

　そのためには、非常に高度で複雑な信念対立解明アプローチが求められます。本書ではポイントだけ触れておくと、自分自身だけでなく、他の人びとの信憑(しんぴょう)も同時に取り払っていくには、「失敗体験」（＝解明術弐号）が重要になります。というのも、大抵の場合、権威の関係性が成立する背景には、何らかの成功体験があるからです。つまり「この先生の言うことに従っておけば間違いない」などと思えるような体験が先にあり、その積み重ねで人びとが盲従せざるを得ないような関係性が構成されるわけです。もちろん、後からチームメンバーに入ってくる人は成功体験を共有していませんが、すでに成立した関係性のなかに参入していくことになりますので、知らず知らずのうちに服従している状態に陥ってしまいます。

　全体として集団が権威主義に陥っているときに、その克服を図るには、この構図を逆手にとって、臨床実践上のちょっとした失敗に意味を与え、チームメンバー間で「あの先生（たち）に従っているだけでは問題かもしれない」と思える契機を作ってみるのです。昔の人は「失敗は成功の母」

と言いましたが、権威を巡る信念対立の克服をとってみてもそれは妥当な指摘だと言えるでしょう。

　ただし、「失敗体験」が有効に機能するためには、それが取り返しのつかない失敗ではないことが重要です。例えば、特定の権威者に盲従した結果、患者の生命が奪われたり、訴訟になったりすると、再起不能になる可能性があり、むしろ信念対立の極みへと突き進むことになります。実際、私は取り返しのつかない失敗によって大きく傷つき、社会参加の可能性を閉ざしてしまったメディカルスタッフを知っています。当然のことながら、失敗から学ぶには、取り返しのつかない事態は避ける必要があるのです。

　そうではなく、例えば、呼吸療法に習熟していないメディカルスタッフが人工呼吸管理で呼吸器本体の操作を失敗してしまったけれど、大事に至る前にリカバリーできたようなケースを活かしていくのです。通常、そうしたケースはヒヤリハット事例として扱われることになりますが、権威を巡る信念対立を解くきっかけとしても役立てることができます。すなわち、「私たちがもっと先生と積極的に意見交換し、疑問点を隠さずにぶつけていたら、こんな問題は起きなかったのではないか」とか「気づいたことを率直に言えない関係だから、ヒヤリハット事例が起こるのではないか」などというような問いをチームメンバーで共有し、問題を扱っていくのです。そうすると大抵の場合、「失敗」が服従からの脱却へのきっかけになっていきます。つまり、取り返しのつく範囲の失敗をうまく活用し、権威者（個人あるいは一部の集団）に全体が服従している関係性から、自律したチームメンバーの関係性へとシフトチェンジしていくわけです。

　そういうと、権威を巡る信念対立に陥った人は「そんなの無理だ」と答える傾向があります。もしみなさんがそう思ったとしたら、そのこと自体が知らず知らずのうちに権威者に服従してしまっているシグナルだと思ったほうがよいでしょう。権威者への服従はチームメンバーの多様性を活かしたチーム医療の可能性を閉ざす「がん」と言ってもよい問題です。それによって、最終的に割を食うのは患者・家族そしてみなさん自身です。最初から「そんなの無理だ」と考えて可能性を閉ざす前に、異質な人たちの

コラボレーションがきっかけになって集合知を活かせるチーム医療の実現に向けて努力してみましょう。

　なお、失敗から学ぶ必要があるからといって、そもそも、わざと失敗する必要はありません。多くの場合、チーム全体が権威主義でがんじがらめになっているときは、他者の助言が耳に入らなかったり、改善点の検討をフラットにできなくなっていますから、放っておいても勝手に失敗するようになりがちです。信念対立解明アプローチでは、その機会を活かすことによって、チームメンバー全体を巻き込んだ権威を巡る信念対立を解いていくのです。

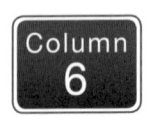

Column 6　チームの内情に精通したほうがよい？

　チーム医療に新メンバーとして参加すると、どう振る舞えばよいかわからず右往左往することも少なくありません。チーム医療にはそれぞれ独特の文化があり、一言でチーム医療といってもその内実は多様だからです。新メンバーは、チーム医療で育まれた独特の文化がわからず混乱してしまうことがあるのです。

　独特の文化とは例えば、「うちのチームは、看護師長さんよりも主任さんにまず話を通さなければ、看護の協力が得られなくなって何も進まない」とか、「リハビリテーション科長はすぐに怒って暴言を吐くから、うまく機嫌をとりながら仕事しなければならない」などといった明文化されない内輪のルールのことです。チーム医療によってこれは異なりますから、ベテランのメディカルスタッフでも新メンバーとしてチーム医療に参加すると、馴染むまでに多かれ少なかれ時間がかかることでしょう。

　内輪のルールがわかってくると、チーム医療内の独特な動き方もわかってくるため、仕事がやりやすくなります。そうした体験を積んでいくと、大抵の場合、「できるだけ早くチームの内情に精通したほうがよい」という信念がとり憑きます。すると、新メンバーとしてチーム医療に参加した際には、公の仕事を覚えることに並行して、チーム医療の独特の文化にも積極的になじんでいこうとする人が出てくることになります。

　だからといって、チーム医療内に流通する明文化されない内輪のルールに精通することがよいことかというと必ずしもそういうわけではありません。チーム医療の現状維持を意識的、無意識的に望む人にとって内輪のルールに慣れ親しむことは、古くからいるチームメンバーのやり方、考え方に同化することになるのでよいことかもしれませんが、そのチーム医療の質に問題があると思う人にとっては、内輪のルールに精通していくことは相反する意見を言いにくくなるためによいことではないと判断されるでしょう。

　本書の文脈で言えば、チーム医療内の信念対立が激しいケースで、そのチーム医療独特の文化に馴染んでいくことは信念対立の生成ゲームに自ら貢献することになります。また、チーム医療の内輪のルールに精通すると、信念対立解明アプローチを仕掛けようとしたときに「こんなことやっても無駄だ」とか「うちのチームは何も変わらないと思う」という先入観に囚われてしまい、できることもでき

なくなってしまうことがあります。

　だから、問題の破壊に向けて信念対立解明アプローチを繰り出したいという関心があるならば、チームの内情にあえて精通しないことも選択肢として残しておくようにしましょう。あえて空気を読まないことが、信念対立の克服の助けになることもあるのです。

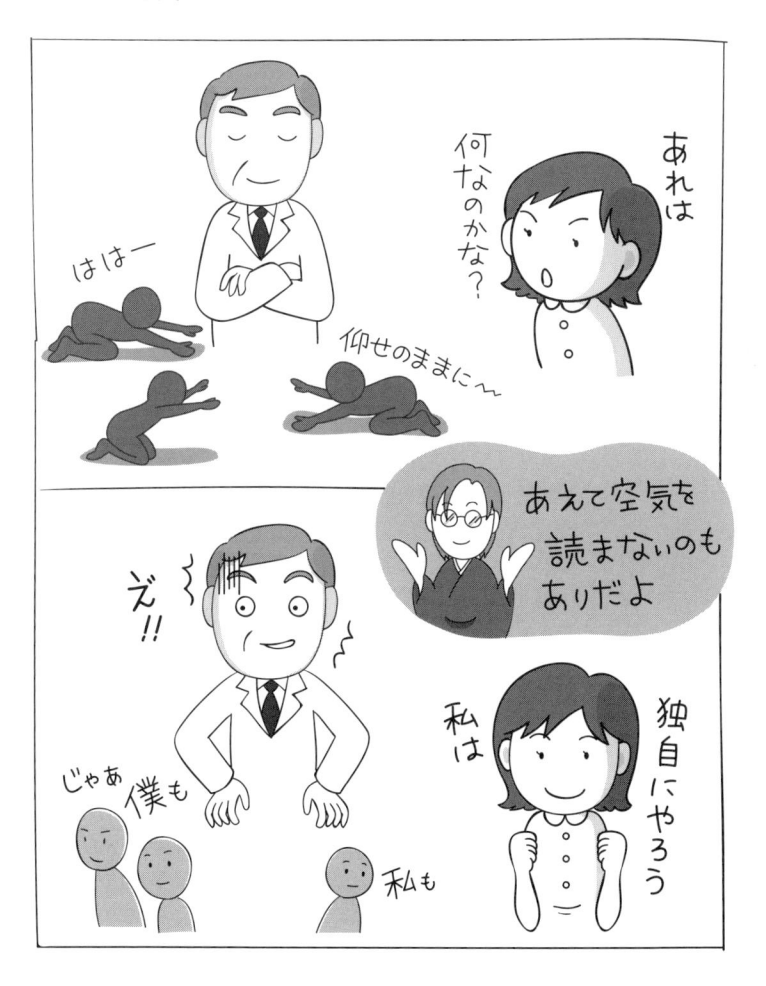

第5節
リハビリテーションチームで生じた信念対立

1 概要

　リハビリテーションチームの主な対象者は身体障害、精神障害、発達障害、老年期障害などの障害を持つ者です。このチーム医療の主だった目的は、心身機能障害の回復、活動制限・参加制限の改善、環境的制限の改良などによる早期の全人的復権です。

　主たるメンバーは、医師、看護師、作業療法士、精神保健福祉士、言語聴覚士、臨床心理士、理学療法士、薬剤師、ソーシャルワーカー、介護福祉士、介護支援専門員、生活相談員、管理栄養士などです。リハビリテーションチームのメンバーの組み合わせは、障害の種類（身体障害、精神障害、発達障害、老年期障害など）によって異なり、ときに園芸療法士や音楽療法士などの民間団体の認定資格を持った人も、このチーム医療に加わることもあります。

　リハビリテーションチームは、身体障害領域などといった一部の領域でリハビリテーション総合計画評価料（300点）があるものの、精神科も含めたリハビリテーション領域全体にわたる診療報酬上の直接の加算はありません（2012年9月現在）。しかし、リハビリテーションの対象である様々な障害は複雑で多様な問題であるため、多様性を活かせるチーム医療を抜きにして実施することはできません。そのため、リハビリテーションチームは非常に多くの病院で実施されています。

2　事例

　作業療法士のＬさんは、「クライエント中心の実践」（本書でいう「患者中心の実践」）こそが本来あるべき作業療法だと考えていました。そのためＬさんは、患者の生活に関する希望を聞き出し、それに応じた作業療法を計画し、実施していました。Ｌさんはそのほうが患者の社会参加を促進しやすいし、患者にも喜んでもらえると思っていました。

　他方、理学療法士のＭさんは、患者の価値観を尊重する重要性は認めつつも、患者の希望に沿った実践なら素人でもできると考えていました。むしろＭさんは、患者ですら気づいていないような問題にも焦点を当て、理学療法で解決していくことが重要であると思っていたのです。確かにＭさんの腕はよく、患者からの評判も上々でした。

　しかし、ＬさんとＭさんはたびたび意見が対立し、チームメンバーは２人の機嫌を窺っているような状態でした。リハビリテーション医は当初、ＬさんとＭさんに対して「２人でよく話しあったら？」と提案していましたが、幾度となく衝突を繰り返すために今では険悪な関係を黙認するようになっていました。最近では、２人に対して「信念がないよりも、争いがあるぐらいのほうがよい」と言うようになりました。

　こうした状況下、看護師のＮさんは、このままでよいとは思っていませんでした。Ｎさんは、リハビリテーション医が陰で「自分たちの信念よりも、リハビリテーションチームとしてのゴールの達成を尊重してほしい」と愚痴っていることを知っていましたし、何よりも患者たちから「ＬさんとＭさんの仲が悪いから、リハビリテーションに行くと気を使う。やめてほしい」と要望されていたからです。またＮさんは、リハビリテーションは作業療法と理学療法が要になるので、チームとしてもしっかり連携し合ったほうがよいとも考えていました。

　なお、Ｎさんは以前、信念対立解明アプローチを学んでおり、信念対立

解明アプローチを使えばこの問題を克服できるのではないかと考えました。そのためNさんは自分自身が信念対立の温床にならないよう解明態度を入念にチェックしたうえで、2人に対して信念対立解明アプローチ（解明術）を仕掛けていくことにしました。

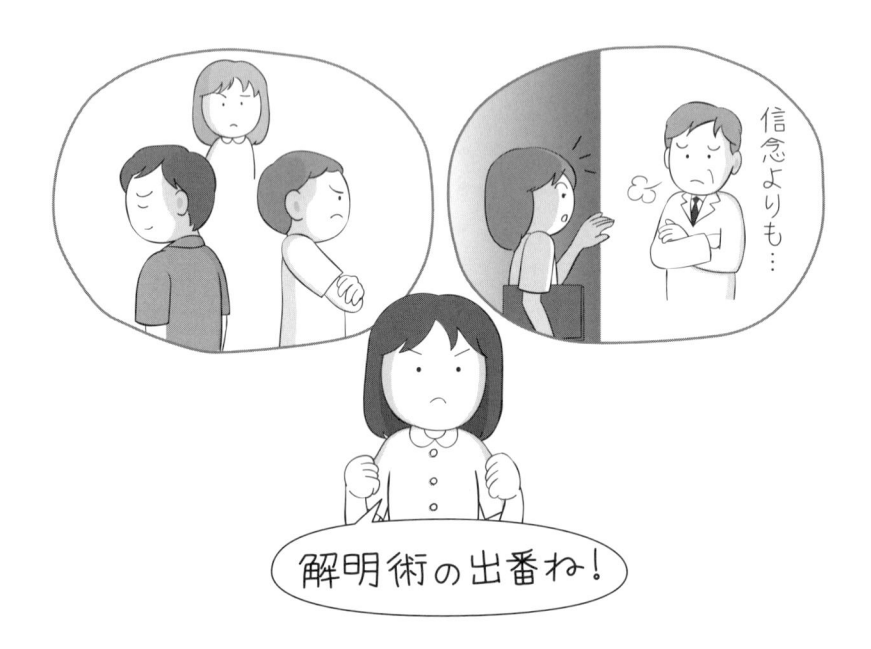

3 対応法

(1) 論点の整理

　この事例では、自身の信念を絶対化したメディカルスタッフたちが衝突し合うという典型的な信念対立の構図になっています。またこの事例は、第３章で論じた〇〇中心の実践という発想が、現実の問題として立ち現れた状態を示しています。

　まず、Ｌさんの信念は「患者中心の実践こそが重要だ」というものでした。私は以前、「患者中心の実践」に鋭く対立するパターナリズムを擁護する論文を書いたところ、「あなたは作業療法士の風上にもおけない」とたしなめられたことがあるほど、現代作業療法においてこの信念は疑いの余地を失っているところがあります。この事例でも、患者中心の実践に拠って立つＬさんは、そうでないＭさんと鋭く対立していました。

　他方、Ｍさんの信念は「専門職中心の実践こそが重要だ」というものでした。もちろん、Ｍさんは、患者の価値観を尊重することに一定の理解を示していますから、極端な専門職中心の実践者ではありません。しかし、たとえマイルドな専門職中心の実践者だったとしても、そこに価値を見いだす人は、メディカルスタッフが最終判断を下すことに意義を感じますから、患者中心の実践を妥当に評価することができません。

　特定の実践のあり方が絶対化されると、それ以外の実践を否定する力(ちから)が発生することになります。なぜなら一つの実践の実現に疑いの余地がないならば、それ以外は実現する余地を失うことになり、実践の一元化への志向が生まれるためです。そうなると、チームメンバーの多様性を活かした良質なチーム医療の利点を発揮することができなくなります。多様性を活かすためには、様々な実践のあり方を認めるところからスタートする必要があるのですが、このような事例では、それができなくなるわけです。

一方でリハビリテーション医は、チームメンバーの信念対立を調整できなくなっています。第3章で論じたように、メディカルスタッフにはヒエラルキーがあり、医師がチームリーダーの役割を担うことになりがちです。この事例では、リハビリテーション医は、チームメンバー間の信念対立に困ってはいるものの、その低減に向けた働きかけができない状況です。それに対して、看護師のNさんは信念対立アプローチを学んだことがあり、この信念対立に対処する必要があると認識している状況です。ここでは、Nさんが信念対立アプローチを仕掛けることを想定して、以下の対応のポイントを解説します。

(2)　対応のポイント

　こうしたケースでは、まずNさんが、LさんとMさんの双方が「何に関心があるから特定の実践のあり方に価値を見いだしているのか」「どういう経緯を経てそうなったのか」などを自覚できるように働きかける（＝解明術壱号）必要があります。それによって、自身が価値を置いている「実践のあり方」は絶対化できるようなものではなく、ある特定の「状況」と「目的」でのみ妥当性があることであり、それが異なれば妥当とは言えなくなることもある、と理解できる可能性が拓かれます。この認識の仕方に対する理解を生み出すことが、信念対立を克服するための最初の一歩なのです。

　具体的には、NさんはLさんとMさんのそれぞれから、個別にじっくり話を聞いていく（＝解明交流法、解明術壱号）ようにします。質問の仕方としては、「Lさんは患者中心の実践をどう捉えているの？」とか「メディカルスタッフが臨床判断に責任を持つ実践というのは、Mさんにとってどういう意図があるのかな？」などのように、それぞれが重視している実践に焦点を当てていくようにしましょう。たとえ何となく話す内容に予想がついても、無知を装って聞いていくようにします。自分が重要だと思う実践を丁寧に聞いてくれた相手には、「関心を持ってくれている」とか「一方的に否定しようとしているわけでなさそうだ」とか「話せばわかってく

れるかも」などのような心境になり、信念対立する対象になりにくくなり（＝解明交流法）ますし、話しているうちにＬさんとＭさんの気持ちも落ちつくと期待できるからです。

　それぞれが重視している実践とその意味を説明してもらいながら、タイミングを見計らって「そもそも何に関心があって、その実践に注目しはじめたのかな？」とか「どういうきっかけで、そういう実践に出会ったの？」あるいは「そんなふうに考えるようになったきっかけとか、もともとどういうことに関心があったのかとか、そういうことも知りたくなったんだけど、よかったら話してもらえるかな？」などのようにして、ＬさんとＭさんの背景にある「諸契機」と「諸志向」を確認していくようにしましょう。

　第２章で論じたように、人間は「諸契機」と「諸志向」に応じて営為している主体です。そのため、信念対立する人たちが、上述のプロセスで振り返って考えながら、重視している実践（営為）について語り、その営為の構成に寄与している「諸契機」と「諸志向」について話すうちに、それまでなかったような自己了解が到来してくる（＝解明術壱号、解明態度壱号）はずです。なぜなら上記の対話のプロセスは人間理解に必要なポイントを押さえているため、語っているうちに自己了解が深まったという確信が構成される可能性が確保されているためです。そして、自己了解の深まり、すなわち「私はこういう人間だったんだ」という気づきの到来は、「私と他人は違う」「人はそれぞれ違っているんだ」というさらなる気づきをもたらしてくれます。自己了解が深まれば、自分らしさといえる特性の輪郭が浮かび上がってくるかのような感覚が伴うのです。

　そうなると、信念対立する人びとの言動に変容が認められるはずです。例えば、「いろいろ批判してきたけど、そうは言ってもそれぞれ考えは違って当たり前なんだけどね」とか「対立しあってもどうしようもない気がしないこともない」などのような発言や、そう思うようになったと受け取れるような行動が、ところどころで確認できるようになることでしょう。そうなったら、それぞれに対してＮさんは「□□を大切にしている人は、

第５節　リハビリテーションチームで生じた信念対立

○○に関心があるみたいで、それは△△がきっかけだったみたいですよ」などのように、チームメンバーの価値観とそれに相関的な「諸契機」と「諸志向」を理解しやすくなるような表現を用いて伝えるようにしてみましょう。そうすると、さらに「人それぞれ違うんだなぁ」とか「本当に時と場合によるんですねぇ」などの実感を呼び起こしうるはずです。

次に、リハビリテーションチームとして多様性を活かしきるために、チームを取り巻く状況とチーム全体の目標を共有するようにしましょう。「人それぞれ」という感じ方は、信念対立の成立条件を打ち崩すものになりますが、それだけでは異質な人たちのコラボレーションを誘発することはできません。多様な個性を持つ人たちが、お互いに刺激し合いながら協力していくためには、「人それぞれ違うけれども、共通の課題をやり遂げるために集まったメンバーなのだ」という信念が生成される必要があります。そのための具体的方法として、チームを取り巻く状況とチーム全体の目標、それぞれが採用する方法の共有化をすすめていくわけです。

まず状況の共有化では、リハビリテーションチームが対象にしている患者たちの障害像の概略と全体のニーズ、リハビリテーションを実施する場所・道具の状態、チームメンバーが実際にできる内容、利用できる診療報酬、チームメンバーが所属する各部署の状態、病院・施設の地域性などを把握していくとよいでしょう。共有される状況は、患者によって異なる内容（障害像、利用できる社会資源、家族構成など）もあれば、病院・施設のハード面（病床数、経営状態、リハビリテーション実施場所と道具など）と臨床技術のように患者が異なっても変わらないものもあります。しかし、それぞれの人によって状況の立ち現れ方は違うので、信念対立の予防と克服が必要なときはあえて状況を確認しましょう。

具体的には、カンファレンスなどの機会を活かして、リハビリテーションチームが置かれている状況を意識的に確認し合ったり、端的に振り返る機会を設けたりするなどの方法があります。状況は実践の前提にあると受けとられがちであるため、ともすれば置かれている状況の確認を忘れてしまいがちです。ですから、意識的に状況の確認と内省の機会を持つように

しましょう。それにより、チームメンバーは自分たちが置かれている枠組みの差異性と共通性に気づくことができ、多様性が確保されていながらもチームとしての一体感を持つことができます。

　共有された状況を踏まえたうえで、リハビリテーションチーム全体の目的の共有化を図るようにしていきます。もちろん共有される目標は一つではありません。一般的に、リハビリテーションチームの全体の目的は患者によって異なりますから、言い換えれば患者の数だけ目的があります。チーム全体の目標は、患者が自己決定できるだけの状態であれば患者自身で決めてもらってもよいですし、患者とチームメンバーが相談し合いながら決めてもよいです。もちろん、患者の認知機能などに著しい問題があるようであれば、チームメンバー（家族、メディカルスタッフを含みます）が患者の将来的な生活像をよく考えながら設定してもよいです。

　もちろん、リハビリテーションチーム全体の目的以外に、チームメンバー別に目的が設定されることでしょう。例えば、作業療法では趣味活動の再開、理学療法では歩行訓練、看護ではセルフケアの自律などのようにです。チーム医療はメディカルスタッフの多様性を活かすことによって期待以上の成果を上げていく方法ですから、チームメンバーがそれぞれ目的を設定することに問題はありませんが、それは必ず共有するようにしてください。なぜなら、チーム全体の目的と個別のメディカルスタッフが設定した目的が乖離しているために、リハビリテーションチームのなかに信念対立が生じてしまうからです。それぞれのメディカルスタッフごとの目的は、リハビリテーションチーム全体の目的にどこかでつながっておく必要があるのです（以前、個別の目的はほかのメンバーには知らせず、こっそりやっているというメディカルスタッフがいましたが、これなどは論外です）。

　このような乖離が起こる場合には、チームメンバーがリハビリテーションチーム全体の目的を他人事として考えている可能性があります。私事の目的ではないため、自身が設定する目的との乖離があることに違和感を持てないわけです。リハビリテーションチーム全体の目的とチームメンバー

が個別に設定した目的に乖離(かいり)があるときは、多少遠回りに思えても、共有された目的に対して批判的吟味を行う（＝解明術参号）ようにしましょう。つまり、この目的は共有するに値するぐらい妥当なのかを問い合うのです。批判的吟味を経たうえで、それでもなお共通の目的に値すると判断できるようであれば、目的に対して強い納得感を感受できるようになりますから、チーム全体の目的を他人事のように考えにくくなるのです。

　また方法の共有化（＝解明術参号）も進めていきましょう。信念対立が起こるケースでは、往々にして特定の方法の有効性を絶対視する信憑(しんぴょう)が存在します。上記の例でも、作業療法士は患者中心の実践に、理学療法士は専門職中心の実践の有効性を妄信していました。しかし、第2章で述べたように、どの方法が有効かはやってみた後でなければわかりません。大抵の場合、どの方法にも利点があり、欠点があるのです。方法の共有化では、どの方法が有効かはわからないから、少なくとも状況と目的から大きく踏み外さないことと、実際にやりながら継続的にモニタリングすることを前提にしたうえで、さしあたりこの方法でいくという形で、チームメンバーがそれぞれに実践する内容をシェアしていくことになります。

　なお、共有された状況と目的と方法は静的なものではありません。第2章で詳述したように、それらは常に変わりうるものです。ですから、注意深く継続したチェックを行い、少なくともメリットよりもデメリットが大きくなっていないかを常に確認しながらすすめていくようにしましょう。

第6節

褥瘡対策チームで生じた信念対立

1 概要

　褥瘡対策チームの主な対象は褥瘡のある患者、褥瘡のリスクが高い患者です。このチームの主な目的は、褥瘡の予防と早期発見、褥瘡の改善と治癒などです。褥瘡は一度発生すると生命リスクになり、経済的負担にもなりますから、予防することがとても重要になります。

　褥瘡対策チームの主たるメンバーは医師、看護師、薬剤師、管理栄養士、理学療法士などです。また日本看護協会による皮膚排泄ケア認定看護師（Wound Ostomy and Continence（WOC）認定看護師）や日本褥瘡学会の褥瘡認定師といった認定資格もあります。これらのメンバーが中心になって褥瘡対策を進めますが、患者の日常生活に最も近いところで働く病棟看護師に代表されるその他のメディカルスタッフとの連携を欠かすことはできません。

　褥瘡対策チームは2002年の褥瘡対策未実施減算施策がきっかけで全国の病院で立ち上がりました。従来、褥瘡対策チームは専従の褥瘡管理者と連携して、褥瘡患者管理加算（入院中1回20点）などといった診療報酬を利用していました。しかし2012年の診療報酬改定にともなって、褥瘡対策は多くの医療機関で算定されているという理由で、入院基本料、特定入院料の算定用件として包括評価されるようになりました。

2　事例

　とある病院では以前から褥瘡対策チームが活動しており、褥瘡発生率も1％前後という好成績を維持していました。チームメンバーは皮膚科医、形成外科医、外科医、WOC認定看護師、薬剤師、管理栄養士、理学療法士などであり、褥瘡を保有する患者だけでなく褥瘡リスクの高い患者も回診の対象にして活動していました。特にWOC認定看護師で主任のOさんは、褥瘡対策の仕事に熱意を持って取り組んでいました。

　あるとき、15年近くブランクのある看護師のPさんが中途採用されました。Pさんは、総合病院で5年働いた後、出産がきっかけで仕事から遠ざかっていました。しかし、子どもの進学費用や老後の生活費を貯める必要があり、看護師の仕事にもう一度復帰することにしたのです。ブランクが長いので、復帰しても続けられるか不安だったのですが、他に道もなくたまたま看護の雑誌の求人コーナーでみかけた病院に応募して採用されたのでした。Pさんの不安は的中し、知識も技術も忘れていることが多く、日々の業務についていくのがやっとでした。周囲に迷惑をかけていると自覚しながらも、生活のためには辞めるわけにもいかず、必死になって頑張っていました。

　看護師に復帰してから3か月がたったある時、Pさんが褥瘡保有患者の褥瘡ケアを行っていると、たまたまその場に居合わせたOさんから「ちょっとあなた、いったい何やってるの？　そんな古いやり方でしたら駄目じゃない！！」といきなり厳しく叱責されました。というのも、Pさんは褥瘡している箇所を乾燥させようとしていたからです。Pさんは「褥瘡ケアですが…」と答えましたが、Oさんから畳み掛けるように「はぁ！？乾燥なんかさせたら、治癒が遅れるだけでしょっ！！」と怒られ、押しのけられるようにして患者から離され、ケアを交代させられました。その後、PさんはOさんから厳しく指導され、すっかり意気消沈しま

した。

　若いながらもWOC認定看護師であるOさんは、ブランクがあるとはいえPさんの失敗がどうしても気に入らず、それ以降ことあるごとに厳しくあたるようになりました。Pさんはどんどん萎縮してしまい、仕事に対する意欲が少しずつ低下していきました。そうしているうちに、普段は冷静なOさんは、この状態が続くと褥瘡対策チームと病棟看護師チームの連携にも悪影響が生じるのではないかと危惧するようになりました。そのためOさんは、ブランクのあるPさんとの関係の立て直しが必要だと思うようになりました。

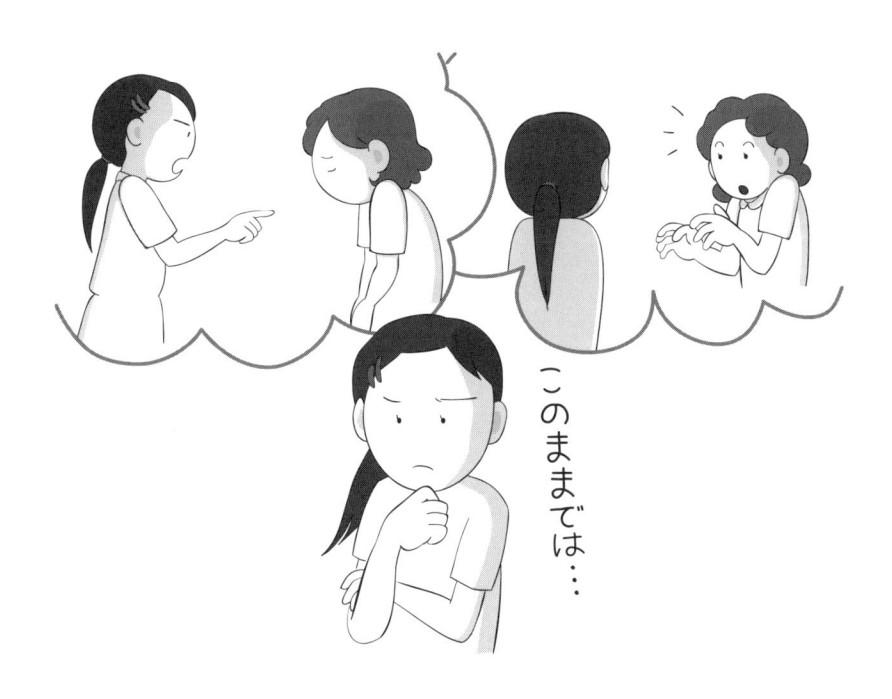

このままでは…

第6節　褥瘡対策チームで生じた信念対立

3 対応法

(1) 論点の整理

　このケースの論点を大きく整理すれば、方法の共有化ができていないということと、ポジションパワーが働いてしまい部下を抑圧してしまっていることの二つに絞ることができます。

　まず方法の共有化ができていない点についてです。この背景には、褥瘡ケアがこの十数年で大きく様変わりしたことがあると考えられます。従来、「褥瘡は看護の恥」と考えられ、看護師の経験と勘にたよって処置されてきました。ところが、様々なエビデンスが集積されていくなかで、新しい治療法の可能性が見いだされるようになりました。その結果、この事例で示されたように、以前は褥瘡部を乾燥させていたけれども、かえってそれは治癒の遅延につながると考えられるようになり、むしろ適度な湿潤が重要視されるという実践のシフトチェンジが起こったのです。Pさんに限らず、ブランクのあるメディカルスタッフとの間で生じる信念対立には、前線を離れていた間に起こった実践のシフトチェンジによって方法の共有化ができていないことが影響しているものが少なくありません。

　もう一つ考慮すべきは、Oさん自身のポジションパワーです。Oさんは褥瘡対策チームに所属し、しかもWOC認定まで取得した主任看護師です。3か月前に入職したばかりで、長いブランクのあるPさんに比べて、圧倒的に有利な地位についているわけです。長いブランクを経てからの復職は、ただでさえ不安でいっぱいの状況を生みだします。そのうえ、高圧的な印象を与えるポジションパワーを行使されるとなれば、かなりのストレスを味わうことになります。そうした状態が生じたまま、信念対立に対処していこうとすると、反発心が働いてうまくいかなくなる可能性が高まります。Pさんに限らず、ポジションパワーにおいて有利な人間が、信念対立解明

アプローチを仕掛ける場合は、相手が表向きは納得しているフリをしていながら、内心では背反している状態が起こりやすいと念頭に置くようにしましょう。

(2) 対応のポイント

Oさんに代表される褥瘡ケアチームのメンバーは、Pさんのようなブランクのある看護師との間で方法の共有化をすすめていく必要があります。上手に方法を共有化するためには、Oさんの「方法」に対する強い価値観を相対化する（＝解明態度壱号）ことと、その上でPさんに「方法」がうまく伝わるようにしていくこと、この2点がポイントになります。

まず「方法」の相対化についてです。このようなケースでは、現在自分が行っている「方法」が当たり前だという確信をいったん解いておき、時代（諸契機）によって当たり前は変化していくものだという気づきを得ておく必要があります。そのためには、Oさんが専門としている褥瘡ケアの仕方が時間経過に伴って「どのように変遷していったのか」を意識するとよいでしょう。あるいは、Pさんに食堂で会ったときにでも、昔の看護実践について聞いてみるのもよいでしょう。時代によって「方法」が変わるということは、現在スタンダードになっている方法も時が経てば色あせる可能性があるということですから、過去を知ることによって現在を相対化できるきっかけになると期待できます。

その際、現代の臨床実践の観点に重心を置いた状態で、過去の臨床実践を安直に解釈しないように注意しましょう。そうしないと現代の臨床実践に比べて過去のそれは劣っていたと判断しがちになるため、実践のシフトチェンジをうまく考慮できなくなってしまうからです。例えば、Oさんが現在の褥瘡ケアのあり方に縛られたまま、Pさんから過去の実践を聞いたと想像してください。するとおそらく、Oさんのうちに「昔のやり方しか知らないから、今もまだ間違ったやり方を行うのよ」という信憑から離れられず、Pさんに対して再びキツくあたってしまうことも考えられます。同様に、今の実践こそが正しいという視点で、過去から現代の推移を意識

すると、やはりそれは過去を否定するきっかけになってしまいかねません。

　そうした事態を回避するために、その時々の時代的制約を踏まえたうえで過去の実践を解釈するようにします。例えば、褥瘡ケアの場合、十数年前は寝ていればできて当たり前だと思われていたり、そのため医師が積極的に関与しない傾向もあって、現代に通じるような創傷管理理論も発展していませんでした。当然のことながら、褥瘡対策チームもありませんでした。そうした時代的制約を考慮したうえで、Ｐさんから過去の実践を聞けば、Ｏさんも「当時の水準としてはむしろ妥当なやり方でケアしていたのか」などという理解に至りやすくなると期待できます。もちろん「だから古いやり方でよい」という判断にはなりません。けれども、このようなケースでは、現代医療のやり方こそが正しい方法だという強い確信が信念対立の契機になっていますから、まずそれを緩める必要があるのです。

　方法の相対化を意識したうえで、次にＰさんがシフトチェンジした方法を理解できるように伝えていく必要があります（＝解明術参号）。第２章で詳述したように、実践とは、諸契機と諸志向に応じて確率的に方法を遂行することです。つまり、やり方を理解していない人にそれがわかるように伝えるためには、実際の遂行に相関している諸契機と諸志向をセットで提示する必要があるわけです。例えば、本当のところはやってみなくてはわからないけれども、今現在わかっているエビデンスの内容（エビデンスに基づいた実践の活用）、メディカルスタッフの臨床技術の水準、患者の状態が技術の機能を引き出しうる諸条件を満たしているなどの諸契機、よりよい褥瘡ケアを行いたいという諸志向を踏まえれば、今のところこのような患者には、乾燥よりも適度な湿潤がよいと判断されているというようなやり方で伝えるようにするわけです。そうすると、（ブランクのある看護師にとって）新しいやり方がどういう条件で機能するのかが理解しやすくなりますから、その分、褥瘡対策チームが考える褥瘡ケアの方法を共有しやすくなります。

　また、このようなやり方による教育の機会は、病院職員全体の褥瘡ケアに関する知識と技術の向上を図りやすくしてくれることでしょう。特にこ

のケースでは、メディカルスタッフに対する褥瘡教育の機会が適切に機能していませんでした。そのため、Ｐさんが復職してから3か月経過した後に、すでに過去のものになった褥瘡ケアの仕方で行っていることが発覚し、信念対立が起こってしまいました。このケースに限らず今後も、ブランクのあるメディカルスタッフが就職する可能性がある以上、現代の臨床実践に照らして妥当な褥瘡ケアについて学べる機会を病院で提供する必要があるでしょう。

　この時、「正しい褥瘡ケアはこれだ」という形で教育しないように注意しましょう。そういうやり方で特定の方法を教えられたメディカルスタッフは、時が流れてより効果的な褥瘡ケアが出てきたときに、そちらにシフトチェンジする可能性を阻害しかねず、新たな信念対立の温床になってくるからです。あくまでも「現代医療の知見という制約のもとで褥瘡ケアを行う場合、今のところ○○や□□という方法が妥当と考えられている」というように変化への可能性を拓いた形で教育していくようにしましょう。その際、エビデンスに基づいた実践（＝解明術参号）を活用すれば、確からしい事実を伝えつつ、変化を意識しやすいのでうまく活用するようにしてください。

　次にポジションパワーが、信念対立解明アプローチを阻害しないようにしていく必要があります。このケースに限らず、有利な地位にある人間が、信念対立の対応に乗りだすと、どうしても強制力が働いてしまうことがあります。そうすると、下位にいる人間は表面的に服従するかもしれませんが、内心は反発したい気持ちになったり、モチベーションが低下したりしてしまいがちです。それは新たな信念対立の温床になりますから、できるだけ強制力がかけられたと相手に思われないような振舞が必要になってくるのです。

　具体的にはまず、ポジションパワーを有する人から下位のポジションにいる人に対して、これまで体験してきた諸契機を聞いていくようにしましょう。例えば「前はどうだったの？」とか「昔はどんなふうにやっていたの？」などの問いかけが使えるでしょう。またそれに加えて、過去に関

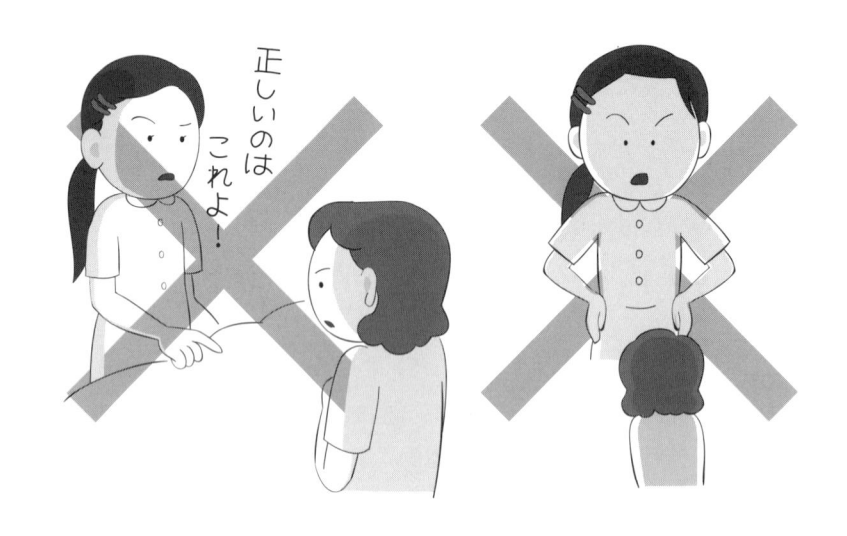

心があったことも聞いていくとよいです。例えば、「当時は何に関心があったの？」や「当時は何のためにそれをやっていたの？」という聞き方が役立つはずです。これらの切り口から交流していけば、下位のポジションにいる人のうちにも「権威を振りかざして強制しようとしているわけではない」とか「私のことも理解しながら指導しようとしてくれている」「私の経験にも配慮してくれている」などと受けとめてもらえることが期待でき、有利な地位にあるメディカルスタッフから押しつけられたという考えも生じにくいでしょう。

　その際、「共感・傾聴」することが重要になりますが、これもポジションパワーを背景にしたものにならないようにしましょう。ポジションパワーを感じさせる傾聴には、結局のところ、指示や命令をするために傾聴という形をとっているにすぎないという特徴があるように思われます。例えば、部下のメディカルスタッフから「昔は○○のようにやっていました」と言われて、すぐに「なるほど。でも今は△△だから、やり方を変えようね」などと対応した場合を想像してみてください。すると、部下は「共感された」「傾聴された」と感じるよりも、「結局のところ、自分が考えた通りに周囲を動かしたいだけじゃないか」などと受け取られてしまい

がちです。上記のケースでいえば、Oさんは「Pさんとの関係の立て直しが必要だ」と考えているわけですから、ポジションパワーを感じさせることによる面従腹背が生じないように「共感・傾聴」に徹する必要があるのです。

　そのためにはまず、過去の実践とそれに応じた「諸契機」や「諸志向」を尊重されたと感じられるような振舞を意識的に行う必要があります。例えば、「当時としては、そういうやり方がスタンダードだったのですね」とか「今のように○○がない状況でも、当時からいろいろ工夫しながら実践されていたことに驚きました」「その積み重ねがあったからこそ、現代に通じる臨床実践の発展があったわけですね」などのような応答が使えます。信念対立が生じると、疑いの余地のない信念が否定されますので、大なり小なり人びとには傷つけられたというような確信が到来しています。そこにポジションパワーまで働くと、傷に塩を塗るような対応をされたと思い込む「契機」になりえます。そのため、このケースのような信念対立から抜け出すには、過去の体験に敬意を示していると感じられるような振舞が必要なのです。

Column 7 インフォーマルなコミュニケーションこそが重要?

　チーム医療を円滑に行いたければ、飲み会に参加したり、休日は一緒に遊んだりするなどの努力が必要だという人がいます。インフォーマルな場を共有すると、チームメンバーの人となりが深く理解でき、スムーズな意思疎通ができるようになるからというのが主な理由です。

　そういう人のなかには、仕事とプライベートをわけたい人に対して否定的な言動を投げかける方がいます。例えば、飲み会に参加しないチームメンバーがいると、「あいつは付き合いが悪い。チームでもあいつだけが浮いている。飲み会で腹を割って話さないと、お互いに理解し合うことはできない」などのようにです。

　しかし、人間の理解は、飲み会などのインフォーマルなコミュニケーションがなければできないものなのでしょうか。フォーマルなコミュニケーションだけでは不十分なのでしょうか。

　この問いに対して、私が「YES」あるいは「NO」と答えると思った読者は、第2章の読み込みがまだまだ甘いようですね。というのも、信念対立解明アプローチで考える限りにおいて、インフォーマルなコミュニケーションが重要かどうかは状況と目的によると判断せざるをえないためです。

　例えば、チーム医療の方向性を決めなければならない状況で、チーム医療の質を高めたいという目的があるならば、フォーマルな場で熟議することが重要になるでしょう。他方、フォーマルな機会ではなかなか話せない状況で、チームメンバーと親しくなりたいという目的があるならば、インフォーマルなコミュニケーションに価値が帯びることになるでしょう。信念対立解明アプローチは実践の原理に根ざしていますから、「フォーマルとインフォーマルなコミュニケーションのいずれが妥当かという問いは封印し、状況と目的によっていずれも活用しようね」と提案するのです。

　そうはいっても、上記の説明だけでは、インフォーマルな場で親しくならなければお互いの理解を深め合えないと確信する人に深い納得をもたらせません。人間として理解し合いたいと願う人にとって、気兼ねなく話し合えるインフォーマルな場の価値が高まったままになるからです。

　では、インフォーマルなコミュニケーションを通さなければ、お互いの人間性の理解を深め合えないのでしょうか。もちろんそんなことはありません。信念対

立解明アプローチは人間の原理にも根ざしており、それによれば人間の全体像は、人間が遭遇してきた「諸契機（出来事、状況、環境など）」と、その人間の欲望、目的、関心などの「諸志向」、そしてそうした「諸契機」と「諸志向」のもとでどのように振る舞ってきたのかを把握することで理解できると考えられるからです。信念対立解明アプローチの人間論が人間の原理である限り、こうした可能性は確保されています。

したがって、インフォーマルなコミュニケーションにこだわらなくても、チームメンバーの人となりを理解したければ、(1)どういう関心があって、何を大切にしているの？　(2)そもそも何がきっかけでそう思うようになったの？　などの観点からやり取りしていけばよいのです。信念対立解明アプローチは人間を理解するための方法でもあるのです。

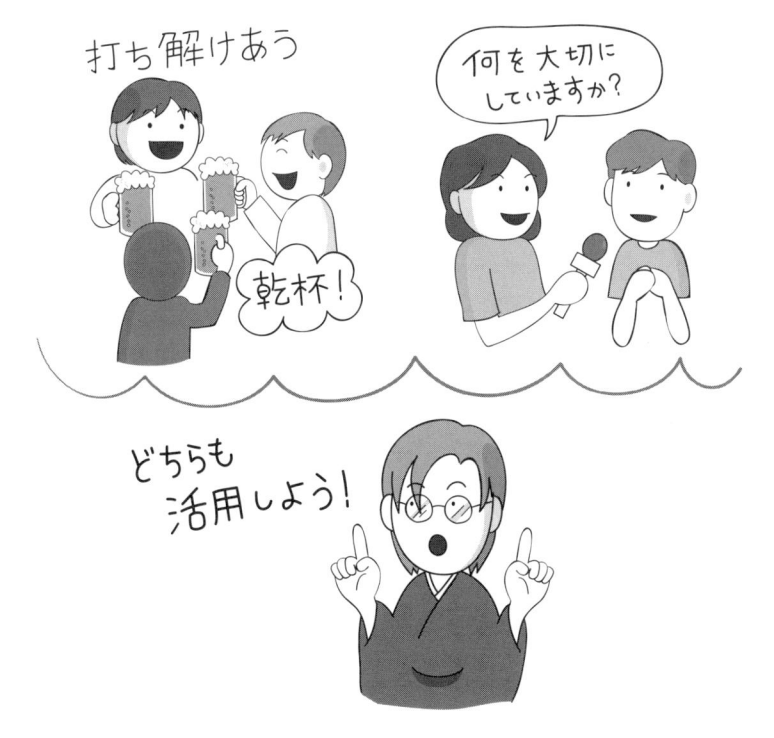

Column 8 嘘つきには使えない？

　信念対立解明アプローチを学んだ人のなかには、「この方法は対話を重んじており、他人の誠実さを当てにしすぎている。信念対立していると、実際には嘘をついたり、欺いたりしてくるはずだ。だから信念対立解明アプローチは実際の問題には役立たない」と言う人もいます。確かに、信念対立解明アプローチは解明師と人びとの交流を通して、信念対立の形成を支える確信を払い落としていく方法ですから、"人びとが誠実に交流する"ことを前提としているように見えるところがあるのかもしれません。

　だけど、それはちょっとした誤解で、むしろ信念対立解明アプローチは誠実でも不誠実でもどちらでもよいというところに、思考と実践の始発点があると言えます。その理由として、解明術弐号が挙げられます。解明術弐号とは、信念対立に結びついた言動の根拠を問うことによって相対可能性を切り開こうとする方法です。この方法は、信念対立解明アプローチにデフォルトで組み込まれたものです。

　それでは、どうしてこの方法が「嘘つきでもそうでなくてもよい」という信念対立解明アプローチの特徴の一つになるのでしょうか。

　この問いに答える前に、「嘘とは何か」という問題を考えてみましょう。まず嘘という確信が成立するためには、話者が「事実とは異なる内容を話している」という自覚が条件として必要です。というのも、話者が事実だと思い込んだまま、事実とは異なる内容を言った場合、それは嘘ではなく単なる勘違いだといえるからです。

　加えて、ある言動が嘘として確信されるには、話者が相手に間違った内容を正しい内容だと信用させたいという関心があるかどうかということも条件の一つになりそうです。そうした関心がなければ、話者が誤った情報を他者に正しい情報として確信されるよう意図的に伝える動機がそもそもないですし、仮に騙そうという意図がなければそれは嘘ではなく情報伝達のミスだといえるからです。

　以上の「嘘をつく」という確信が形成される条件を踏まえたうえで、解明術弐号を確認してみましょう。解明術弐号は、言動の妥当性を問うという形で展開します。したがって、この方法で解明師は「事実と言える根拠は？」「背景にある関心が妥当といえる理由は？」「そもそも本当にそうなのか？」などという切り

口から相手に仕掛けることになります。つまり解明術弐号は信念が成立する根拠＝条件を重ねてゆさぶるのです。そのため信念対立解明アプローチは、他人の誠実さに依存しているわけではなく、むしろ誠実でない可能性も含めながら対応していく方法だと言えるのです。

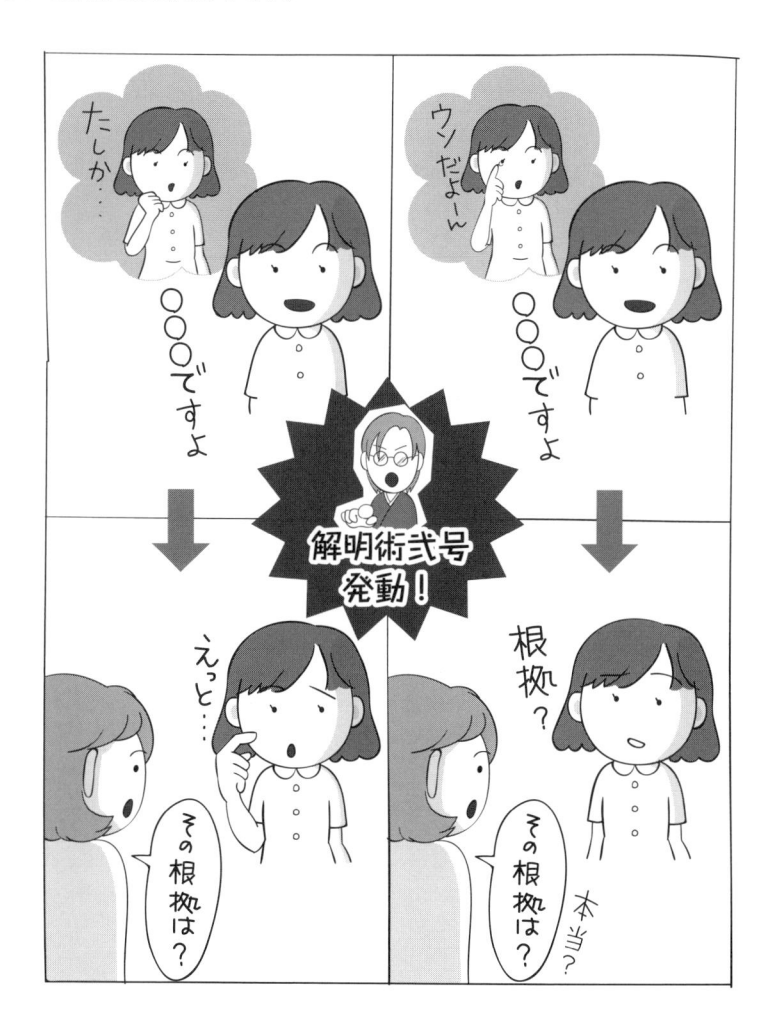

第7節

糖尿病チームで生じた信念対立

1 概要

　糖尿病チームの対象は糖尿病患者で、目的は糖尿病患者の日常生活における療養行動の適正化・重症化の予防、糖尿病合併症の予防などによって、健康寿命の延伸とQOLの向上を目指すことです。主たるチームメンバーは、医師、看護師、薬剤師、管理栄養士、理学療法士、健康運動指導士、臨床心理士、臨床検査技師、ソーシャルワーカー、事務職員などです。また2001年から日本糖尿病療養指導士認定機構による日本糖尿病療養指導士の認定も始まっています。

　糖尿病治療では薬物療法や運動療法、食事療法などが行われますが、患者の主体的参加がなければ成功しないことから、それらに加えて適切な患者教育が非常に重要になります。そのため、糖尿病チームでは糖尿病教育の開催、患者会設立のサポートなども行い、患者に対する糖尿病教育を行っていくことになります。現在（2012年9月）のところ、糖尿病チームは、チーム医療それ自体に診療報酬の加算がついていません。それでも、糖尿病治療では多様な対応が求められるため、多くの病院でチーム医療が実施されています。

2 事例

2型糖尿病を持つ患者のQさんが教育入院してきました。Qさんは50歳の女性で、同年代の夫と2人の成人した息子がいます。教育入院するまでは、外来で食事療法、運動療法、薬物療法でコントロールが試みられてきました。しかしそれがうまくいかず、主治医は今後のことを考えると、糖尿病との付き合い方を変える必要があると判断し、1週間の糖尿病教育入院に至ったのでした。

Qさんは初日から、栄養指導やビデオ学習などでメモを取りながら真面目に参加している様子でした。また服薬指導では質問しながら参加しており、積極的に取り組もうとしているようでした。主治医もこの様子なら1週間の糖尿病入院教育で、以前よりも食事療法、運動療法、薬物療法のコントロールがしやすくなるだろうと思いました。

ところが、3日目に問題が発生しました。看護師のRさんが病室を訪問すると、毎日面会にきていた夫がQさんに果物を差し入れていたのです。Rさんが慌てて制止し、主治医は差し入れを許可していないこと、糖尿病食に慣れていく必要があることを説明しました。Qさんは「すいませんでした」といい、夫は「はいはいはい。もうしません」と答えました。Rさんはこの出来事を糖尿病チームのメンバーに報告し、家族が面会に来たときは注意してみておくようにしましょうということになりました。

しかしRさんは翌日の面会でも、家族がノンカロリーと書かれたゼリーを差し入れしようとしていることに気づきました。Rさんは主治医から、糖尿病教育入院の目的を説明してもらい、栄養指導の意味を理解するように伝えてもらいました。Qさんは「すいませんでした」と言い、夫は「はいはいはいはい。わかりました」と答えました。家族が面会から帰った後、RさんがQさんの病室に立ち寄ると、ゴミ箱の中に飴の包み紙が1つ捨ててありました。Rさんがうんざりした心境になって、Qさんに「飴を食べ

たのですか？」と聞くと、「夫が食べました。私は食べていません」と答えました。

　Rさんはいまいち信用できないと思いましたが、その場では「つらいでしょうけど、糖尿病は食事のコントロールが必要ですからね」と言いました。しかし内心では、「(あーもうむかつくなぁ！わざわざ入院までしているのに、ちゃんとやる気がないなら、さっさと退院してくれよ！)」と腹立たしく思っていました。その反面、Qさんには生活をコントロールできるようになってほしいと願っていました。Rさんは相反する気持ちの狭間でストレスを感じ、どうすればいいか悩んでいました。

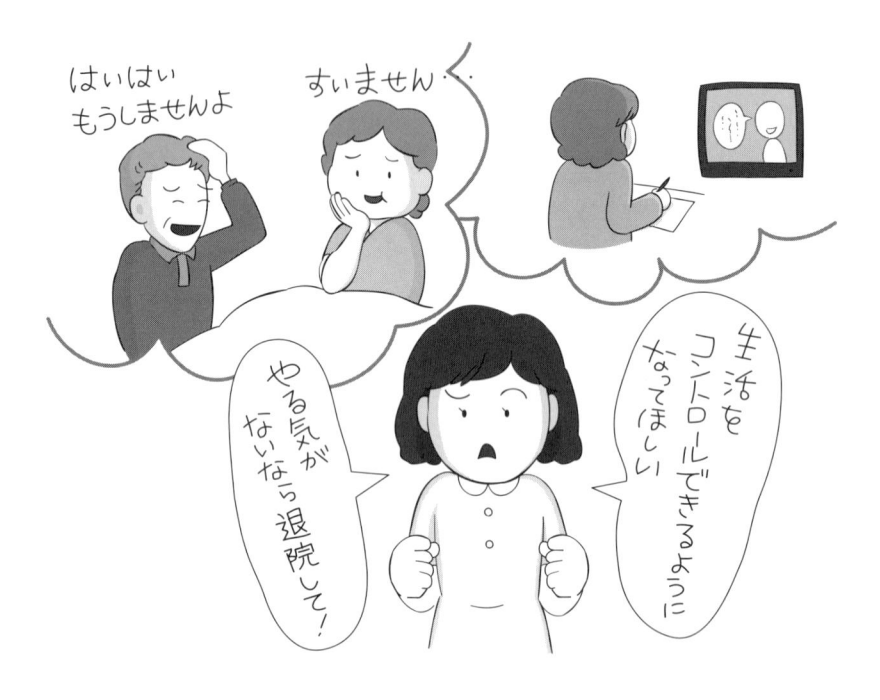

3 対応法

(1) 論点の整理

　このケースは、患者・家族の振舞がきっかけになって、メディカルスタッフの内部で生じた信念対立についてです。看護師のRさんは、「糖尿病を持つ患者とその家族は、生活のコントロールができるようになることが重要だ」という信念、および「患者とその家族は、糖尿病教育入院の指導内容に従うべきだ」という信念を持っていると考えられ、今回それが同時にうまく適わない事態に遭遇したために、Rさんの内部で信念対立が起こったと理解することができます。

　他方、Qさんは糖尿病教育入院に同意して参加し、当初は真面目に取り組んでいるようにみえていたわけですから、多少なりとも「糖尿病との付き合い方を考えて生活できるようになりたい」という考え（信念）があるだろうと思われます。しかし「まずい病院食だけでは耐えられない」とか「少しぐらいなら病院食以外を口にしても大丈夫だ」などという信念が勝り、糖尿病チームメンバーの指導に抗いたくなったのかもしれません。

　また、家族（夫）は「妻に何かしてあげたい」という気持ちが強すぎるか、あるいは糖尿病をコントロールできるようになるために教育入院しているという把握が弱いと思われます。それに毎日面会に来ており、Qさんに対してとても気づかっているのだろうと理解できます。つまり家族（夫）は糖尿病をコントロールするために教育入院しているという理解よりも、「妻が心配だ」とか、「妻に何かしてあげたい」などという考えで動いているのだと思われます。

　患者・家族を巻き込んだ信念対立の特徴の一つは、それが「生き方の問題」に直結することがあるという点です。例えば、この事例の場合、患者と家族はこれまでどんなふうに生きてきており、これからどうやって生き

ていくのかということが、今の振る舞い方に大なり小なり影響しています。特に糖尿病などの慢性疾患は、生きている限りずっと共存せざるを得ない問題であるため、生き方の問題が反映されている可能性が高まることになります。

また、患者は患者である限り、もう二度と美味しい食事を腹一杯食べることはできないとか、もし好きに食べたとしても常にそのために合併症の不安がつきまとうなどという制約のある生き方から逃れることはできません。同様に家族も、治らない病気を抱える家族とともに生きていかざるを得ず、身体的にも心理的にも経済的にもあらゆる負担を避けられなくなります。患者・家族を巻き込んだ信念対立に対応するときは、患者・家族の生き方の問題にかかわっていくという自覚を持つことが大切です。

(2) 対応のポイント

この事例のような場合、基本的なポイントは三つあります。一つ目は、メディカルスタッフのマインドセット（思い込み）を変容させる（＝解明態度）ことです。二つ目は患者・家族の生き方の理解に配慮すること、三つ目は患者・家族がしっかり受けとめられるように情報を提供していくことです。まず、看護師のRさんは「(あーもうむかつくなぁ！わざわざ入院までしているのに、ちゃんとやる気がないなら、さっさと退院してくれよ！)」というように腹立たしい気持ちに陥っています。一方で「糖尿病を持つ患者とその家族は、生活のコントロールができるようになることが重要だ」と思っており、ストレスを感じています。第1章で詳述したように、そうしたストレス状況が続くと、それを避けるためによりよい実践を行おうという動機が削がれたり、ストレスが激しくなる方向に突き進む可能性があります。

糖尿病チームという性質上、おそらく「糖尿病を持つ患者とその家族は、生活のコントロールができるようになることが重要だ」というRさんの考えは妥当性があるといえるでしょう。ということは、Rさんの腹立ちの背景にあるであろう「患者とその家族は、糖尿病教育入院の指導内容に従う

べきだ」という信念に疑義を差し挟む必要があります。そのポイントはやはり「人それぞれだ」という視点の把握というものになります。

　糖尿病教育入院と一言で表しても、その意味や価値は、個々人の「諸契機」や「諸志向」に応じながらその時々で変わってくるものです。Rさんはまず、「患者とその家族は、糖尿病教育入院の指導内容に従うべきだ」という信念はどういったきっかけが影響して構成されているのか、また何に関心があるから患者と家族は指導内容に従うべきだと思うのかを内省するようにしましょう。そうすると、「糖尿病『教育』入院なのだから患者・家族が指導に従うのは当たり前だ。これまで自分が受けた『教育』とはそういうものだった」などのように、自身の教育体験から連想していることが影響していると気づくかもしれません。また指導に従う患者のほうがよい成果があったという成功体験があるのかもしれません。

　そうした気づきの後に、異なる「諸契機」と「諸志向」が到来している看護職であれば、どういう信念を持ちえるかを考えてみましょう。例えば、「教育」とは教えたこと以外のことができるようになって初めて意味があると考える教育者のもとで育った人なら、教育には強制力があるという信念を盲目的に信じることはないでしょう。また患者と家族が自分たちで生き方を選択できるように支援したいという関心がある人であれば、必ずしも指導に従わせることで成果を出そうというやり方に価値観を見いだしたりはしないはずです。異なる「諸契機」と「諸志向」とそれに応じて規定される諸信念に配慮することで、人はそれぞれ違うのだという観点の把握が進みます。そしてそういう観点に立てば、「(あーもうむかつくなぁ！わざわざ入院までしているのに、ちゃんとやる気がないなら、さっさと退院してくれよ！)」などのような感情に絡めとられた状態から抜け出しやすくなるでしょう。

　次に、患者・家族の生き方、世界観を少しでも理解していくようにします。先に述べたように、患者・家族を巻き込んだ信念対立は、つまるところ「生き方の問題」に結びつく特徴があるからです。つまり最後はそれぞれの人生を承認するよりほかないわけです。患者・家族の生き方を理解す

るためには、彼ら（彼女ら）の価値観、それに影響しているであろう「諸契機」と「諸志向」について聞いていくようにします。

　例えば、家族には「差し入れをしたいと思うようなきっかけはありましたか」とか「そもそもこれからどうしていきたいと思っているのですか」などと聞いてみてもよいかもしれません。またQさんには「入院生活の前と後で置かれる状況について話してもらってもよいですか」と問いかけてもよいでしょうし、「どんな暮らし方に関心があるのでしょうか」などと聞いて生活の仕方を教えてもらってもよいでしょう。さらには、Qさんと家族の双方に「糖尿病という出来事が、自分たちの生活にどういう影響を与えたと思っていますか」とか「その影響によってどういうことに関心が向くようになりましたか」などの切り口から質問していってもよいと思われます。

　その際、話題が深まるよう「○○についてもう少し詳しく話してくれませんか」「そう思った理由についてもうちょっと教えてください」などのように質問を重ねていくようにしましょう。また話題の節目でQさんや家族が話した内容を要約するようにします（＝解明交流法）。それによって、メディカルスタッフの理解の妥当性を確認できますし、患者・家族も理解してもらえたという感情を持ちやすくなります。要約の伝え方は「いま聞かせていただいたお話は、□□と言えるように思ったのですが、そう受けとってよいですか」「これまでの話をまとめると、△△というように理解できるかなと思ったのですが、それでよいでしょうか」などのように、訂正の可能性を含ませた形で行うようにしましょう。そのようにして交流を積み重ね、患者・家族の価値観、それに相応する「諸契機」と「諸志向」について理解を深めていくと信頼感も芽生えてきますし、多少なりとも患者・家族の世界を構成する信念・確信を理解していくことができるでしょう。

　ただし、この事例のように、患者と家族がチームメンバーの方針に従わないような場合、メディカルスタッフが患者・家族にいろいろ質問すると責め立てられているように勘違いされることがあります。そうなると、患

者・家族とチームメンバーの信念対立の溝が深まる恐れがあります。そういう場合は、「わからないから教えてほしい」というスタンスを全面に押し出すことと、メディカルスタッフ側の価値判断を安易に押しつけないようにすることを心がけるとよいでしょう（＝解明交流法）。まず「わからないから教えてほしい」というスタンスでいれば、相手の話に共感・傾聴している態度が出やすくなるので、Qさんと家族に、とても話しやすいという感情を持ってもらいやすくなると期待できます。また、メディカルスタッフの価値・判断を安直に押しつけないことで、Qさんや家族との間にある相反する信念が立ち現れにくくなり、責め立てられていると感じにくくなることが期待できます。

　以上のような方法で、Qさんと家族からお話を伺っていくと、Qさんと家族が私事として受けとれる形で提供したほうがよさそうな情報が明瞭になってきます。例えば、この事例であれば、Qさんと家族はともに「糖尿病は合併症の予防が重要である」と気づいていない可能性があります。またQさんと家族はともに何のために糖尿病教育入院をしているのかということや、長期にわたる糖尿病治療にはQさんと家族が協力しあってセルフコントロールしていく必要があることも、十分に伝わっていない可能性があります。

　もちろん、糖尿病教育入院をしているわけですから、Qさんには十分な情報提供をしていることでしょう。しかし、メディカルスタッフが情報提供したことと、Qさんがそれをしっかりキャッチしているかどうかは別の問題です。またこの事例では家族にも糖尿病教育が必要ですが、それについては行われていません。糖尿病のような慢性疾患の治療には、家族の協力が欠かせません。家族にじっくり関わる機会は少ないでしょうが、家族をチームメンバーとして巻き込む工夫を抜きにすることはできないのです。

　具体的には、患者・家族とチームメンバーが自分たちを取り巻く状況と全体の目的を共有したうえで、問いかけるような形で方法を伝えていくとよいでしょう。例えば、「このままの状況が続けば生活のコントロールがうまくできず、合併症のリスクが高まります。Qさん本人の健康を維持し、

ご家族とともに幸せに暮らすためには、食習慣の改善が欠かせないと考えているのですが、どう思われますか」などというようにです。

　情報とは必ず特定の状況と観点のもとで構成されますから、情報の意味を理解できる形で提示するには諸方法だけでなく、諸契機と諸志向についても明瞭に示す必要があるのです。もちろん、そうやって情報を伝えたからといって、必ず患者と家族がしっかり理解できるわけではありません。しかし、状況と観点が見えなくなると、おそらく情報の意味がわかりにくくなることは確かです。また一度吟味のプロセスを経たほうが私事として取り組むスタンスができやすいので問いかけるようにするのです。

　患者や家族とチームメンバーがコラボレーションしていくためには、状況と目的と方法に関する情報の共有が必要になります。原理的には、そうしない場合に比べて、患者・家族を巻き込んだ信念対立を克服しやすくなると考えられます。だけれども上述したように、信念対立の克服に向けて最善を尽くしても、最終的には患者・家族の生き方の問題に行き着きます。メディカルスタッフとして、信念対立を回避しながらよりよい医療を提供しようと努力しても、それでもなお患者・家族がそれを望まないならばそういう生き方を承認することも必要になると覚えておきましょう。

第8節
感染症対策チームで生じた信念対立

1 概要

　感染症対策チームの主な対象は病院内にいるすべての人です。しかし、病院外の感染症も流行の程度によっては病院内に影響します。そのため、感染症対策チームは病院内の感染症のコントロールに主眼を置きつつも、病院外にも関心の一部を払うことになります。またこのチームの主たる目的は感染症の予防と制御であり、メディカルスタッフの教育や抗菌薬の適正使用に向けた管理などが行われます。

　感染症対策チームの主なメンバーは、医師、看護師、薬剤師、臨床検査技師、事務職員などです。感染症対策チームといっても、感染対策委員会、感染制御チームという水準の異なるものがあり、チームメンバーも異なってくることがあります。その場合、感染対策委員会は病院長などの管理職が、感染制御チームは上述したような実働部隊になりえるメディカルスタッフが、チームメンバーになります。もちろん両方の感染症対策チームに参加するメディカルスタッフもいます（場所によってはチーム名が違ってもメンバーは一緒というところもあります）。

　感染症対策チームは2010年の診療報酬改定で医療安全対策加算1（85点）に加えて、感染防止対策加算（100点）も取れるようになりました。さらに、2012年の改定によって、感染防止対策加算1（400点）・2（100点）となりました。感染症対策だけでは加算されないため、現在のところ条件的には厳しい内容になっています。

2 事例

　Sさんは総合病院に勤める医師で、感染症対策チームのリーダーです。チームメンバーにはSさんの他にも、看護師、臨床検査技師、臨床放射線技師、薬剤師、事務員などがいます。このチームの主な業務はサーベイランスとコンサルテーションです。サーベイランスでは院内感染の把握と対策を、コンサルテーションでは各部署に対する院内感染予防の指導・助言・提案を行っています。現在の課題は、入院患者の集団感染（主にインフルエンザ、ノロウィルス）を予防することでした。

　そのため、Sさんたちのチームは、感染症対策マニュアルの改訂、院内感染症予防対策の実施、メディカルスタッフに対する感染症対策教育の実施という作業に取りかかっていました。それにより、一部のメディカルスタッフが適切に手洗いしていなかったり、手洗い自体を行っていないことが判明しました。手洗いは院内感染予防で欠かせない対策です。Sさんたちはこれまで手洗いの必要性を訴えてきたため、手洗いの必要性が周知されていないことに驚きました。

　従来よりもさらに、手洗いの実行を周知するため、感染症対策チームでは手洗いを励行するポスターを改めて作成し、各部署で貼ってもらうことにしました。また手洗いの手順を示したマニュアルも各部署に配布し、各部署の責任者から指導してもらうことにしました。ところが、それでも一部のメディカルスタッフは手洗いしないことがわかりました。そのため、感染症対策チームで手洗いの必要性と手洗いの方法について学べる研修会を開催しました。

　その直後は、メディカルスタッフのなかで手洗いしない人はいなくなりましたが、それも長続きしませんでした。特に経験年数の長い看護師、介護福祉士で手洗いしてもいい加減だったり、ときにしてなかったりするようなことが再び始まったのです。Sさんたちは「ちゃんと有効な対策を

行ってきたのに、何で手洗いしないんだろう？」といぶかしく思っていました。そのうえ、感染症対策チームのメンバーから、手洗いをしないメディカルスタッフたちが「わかってないよねぇ」とぼやいていることが知らされ、ついに怒り心頭に達してしまいました。

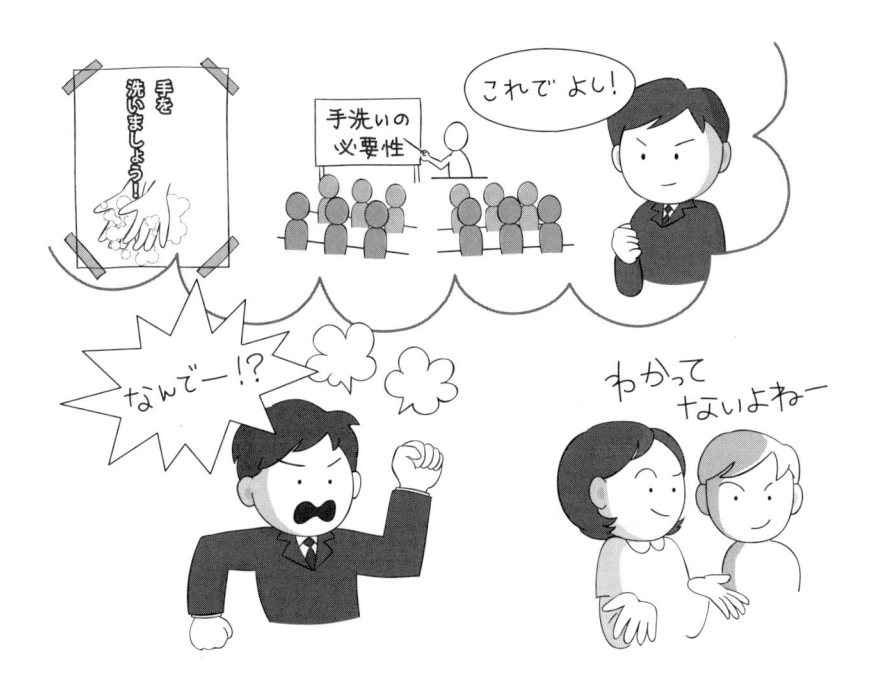

3 対応法

(1) 論点の整理

　このケースは、先述した褥瘡対策チームのケースとはかなり異なり、知識としての方法は共有されつつあるにもかかわらず、それでもなお手洗いを巡って信念対立が生じているという特徴があります。問題のポイントは、実践の有効性に対するスタンスが信念対立化しやすいものになっていることと、「諸契機」と「諸志向」の共有化ができていないということにあります。

　この感染症対策チームは、総合病院という状況のもとで、集団感染を予防するという目的のもと、感染症対策マニュアルの改訂、院内感染症予防対策の実施、メディカルスタッフに対する感染症対策教育の実施というやり方で実践してきました。感染症対策チームは状況と目的から、これらの方法は有効に機能すると思っていましたが、実際にやってみたところどうもうまくいかないところがありました。

　そのため、やり方を工夫し、新たに手洗いを励行したり、手洗い研修会を開催したりし、様々な機会を通じてメディカルスタッフたちに手洗いの必要性と方法を伝えてきました。この工夫もうまくいくだろうと思っていましたが、実際にやってみるとどうもしっかりヒットしませんでした。実践の有効性は、状況と目的に応じて遂行してから事後的に決まりますから、実践する限りにおいてこういう事態が往々にして起こりえます。

　けれども、Sさんは「ちゃんと有効な対策を行ってきたのに、何で手洗いしないんだろう？」という発言からわかるように、「状況」と「目的」さえ定めれば実践の有効性は決まるというスタンスです。そういう前提で実践すると、それがうまくいかなくなったときに次の一手が思いつきにくくなります。Sさんのスタンスのような、有効な方法は状況と目的から

「自ず」と決まるという発想を持ってしまいがちだからです。この例でも、Sさんは段々といぶかしく思いはじめて、最後は怒り心頭に至ってしまいました。それでも他のやり方に気づけばいいですが、信念対立化するようなケースでは視野が狭くなりますし、怒りがゴールになってしまいます。

さて他方、経験年数の長い一部のメディカルスタッフたちは、いろいろな対策が講じられた後でも、手洗いをしてもいい加減だったり、手洗いをしなかったりしていました。衛生的な手洗いの方法を知っているにもかかわらずです。この問題を考えるヒントは、手洗いしないメディカルスタッフたちの「わかってないよねぇ」という一言に隠されています。この発言は、「手洗いの方法がわかっていない」という意味ではなく、手洗いしないメディカルスタッフたちの「諸契機」と「諸志向」をわかっていないという意味で考えたほうがよさそうです。この事例にあるように、やり方についてはいくらでもわかりあえる機会があったのにもかかわらず、そう言っているからです。

「諸契機」と「諸志向」がわからないと、なぜそうしたやり方にならざるを得ないのか理解し合うことはできません。特に、方法が共有されているにもかかわらず、それが実行されないようなときは、「やり方が状況にあっていないか」、「目的がすり替わっているために違うやり方になっているか」などを考慮する必要があります。もちろん、方法がしっかり伝わっていないということも考えられますが、方法が適切に伝わるかどうかも「諸契機」と「諸志向」がセットで伝わっているかどうかにかかっていますから、やはり先の議論を考慮する必要があるでしょう。

(2) 対応のポイント

対応の一つは、感染症対策チームのなかで信念対立解明アプローチにおける実践の原理を意識化するというものになります。この原理において、「実践」とは(1)何らかの状況と、(2)何らかの目的に応じて、(3)確率的に遂行されるというものでした。またこの原理から導かれる実践の有効性は、(1)何らかの状況と、(2)何らかの目的に応じて、(3)確率的に遂行した結果、

(4)事後的に決まるというものでした。人間が実践する以上、おそらくこの原理に例外はありません。感染症対策チームが行ったやり方が有効かどうかは、実際にやってみなければわからないのです。

とはいえ、皆さんのなかには「実際にやる前でも有効かどうかはわかるのではないか」と思う方がいるかもしれません。特に手洗いの場合、感染症予防に大きな役割を果たすと考えられていますから、そう考えてもおかしくありません。けれども、「それでもやっぱりやってみないとわからない」のが、「実践」の特徴なのです。実践は人間が行いますから、どうしてもコントロールできない要因が影響してきますし、実践することそのものが状況と目的と方法を変化させうるので、状況と目的から方法の有効性を一意に決めることはできないのです。

このことを自覚する具体的方法としては、実践前に思い描いたことがまったくその通りになることがあったかどうかよく振り返って考えてみるとよいでしょう。おそらく、多かれ少なかれやってみたら修正を余儀なくされたとか、事前の想定からかなり違っていたため「即興的に実践した」などの経験が思い出されるはずです。実践は、状況と目的から外れた方法で行うと失敗します。これはほぼ間違いないはずです。けれどもこのことは、状況と目的を踏まえた方法が必ずうまくいくことを意味しているわけではありません。自らの臨床経験をよく振り返って考えて、実践の行きつ戻りつしながら展開する過程を意識するようにしましょう。

そうすることで、Ｓさんも「ちゃんと有効な対策を行ってきたのに、何で手洗いしないんだろう？」と信念対立化することなく、次の一手を考えることができる可能性を確保しうるでしょう。実践の有効性が後から決まる以上、有効な対策を実施してきたのに手洗いしないなんておかしいなどという信念自体が削ぎ落されることになるからです。「実践の原理」を意識化（＝解明態度参号、解明術参号）できていれば、状況把握はこれでよいのか、設定した目的はこれで妥当なのか、もっと他に妥当な方法はないのかなどの実践の有効性が問い直されることになります。実践の有効性がやってみなければわからない以上、有効な実践を目指して常に修正が必要

になる可能性があることに気づくからです。

　そしてこの事例の対応法としては、「諸契機」と「諸志向」の共有化が有効です。この事例は、様々な啓蒙活動の甲斐があり、感染症対策の方法は知識としては伝わっていそうな状態でした。それでもなお、その方法が実行されないということは、状況に方法があっていないのではないか、目的がすり替わってしまっているために違う方法になっているのではないかなどを把握していき、方法の共有化だけでなく状況と目的の共有化もできるだけ図っていく必要があります。

　そのためにまず、手洗いしないメディカルスタッフに立ち現れている「諸契機」を理解しなければなりません。具体的には、例えば、「どんな環境で働いていますか」とか「どういう状況で実践することが多いでしょうか」あるいは「手洗いする環境へのアクセスはどうなっていますか」「所属している部署の感染症リスクはどう認識していますか」「過去に所属部署内で集団感染した経験はありますか」などの切り口からの問いかけが使えるでしょう。そうした観点から仕掛けていくと、感染症対策チームが見過ごしていた、手洗いのし難さにつながる「諸契機」が明らかになることもあります。例えば、手洗い場の位置へアクセスしにくい、マンパワー不足で手洗いしている余裕がない、感染症リスクが低いと予想される部署に所属しているなどです。そうした「諸契機」がわかれば、感染症対策チームも、そうした事態を踏まえたうえでどういう対策を打てるかを検討できるので、信念対立の壁に阻まれにくくなることでしょう。

　それに並行しながら、手洗いをしないメディカルスタッフたちの「諸志向」も把握していくことになります。例えば、「どういう理由で手洗いできないのでしょうか」「普段はどういうことに関心を持って仕事していますか」「何のために手洗いする必要があると思いますか」などの問いかけが使えるでしょう。このような切り口から話を聞いていくと、手洗いをしないメディカルスタッフたちがどういう観点からそれを捉えているのかという点が明らかになってきます。

　その際、あなたが上記の感染症対策チームのメンバーなら、諸志向の優

先順位がどうなっているかを意識しながら聞いていくようにしましょう。おそらく、話している本人は諸志向の優先順位に気づいていませんから、これは聞いていく側が自覚的にキャッチしていくことになります。上記のようなケースでは大抵の場合、目的の優先順位が入れ替わっていることがあります。

　例えば、感染症対策チームは、手洗いが最優先事項なのに、手洗いしないメディカルスタッフは手洗いよりも手荒れの予防だったり、業務の効率性だったりが優先すべき諸志向になっていることがあるのです。そうすると、「手洗いは必要だけれど、手荒れがこれ以上ひどくなったらいやだから、いい加減に手洗いしておけばいいだろう」とか「手洗いをしなきゃいけないけど、それをやっている時間的余裕がないからやらなくてもまぁいいか」などの方法の選択と実行に至ることになります。

　「諸志向」の優先順位が入れ替わっていることがわかれば、感染症対策のメタレベルにある「患者・家族とメディカルスタッフの安全を守る」という目的に照らして、どの目的が優先される必要があるのかを検討し合うようにしましょう。例えば、手洗いしないメディカルスタッフの一人が「手荒れしたくない」という目的を優先していたならば、「患者・家族とメディカルスタッフの安全を守る」というメタ目的に照らして、「手洗いで感染症を予防する」という目的と「手荒れしたくない」という目的のどちらがより妥当だろうかを院内のメディカルスタッフたちが考える機会を提供していくのです。先述したように、「目的」は押しつけると他人事になって共有できません（121頁）。だから、このような検討の機会を設けることによって、吟味を通したうえでの納得を創りだせる仕組みを用意するわけです。

　そうすることにより、方法だけでなく諸契機と諸志向の共有化も進み、このケースのような信念対立を克服しうる可能性を確保できると期待できます。

第9節

緩和ケアチームで生じた信念対立

1 概要

　緩和ケアチームの主な対象は、終末期が近いと予想される患者を担当するチーム医療のメディカルスタッフたち、ならびに終末期が近いと予想される患者とその家族です。主な目的は、生存を脅かす疾患・障害を持つ患者とその家族のQOLの維持・向上、そうした患者を直接担当するチームメンバーがよりよい緩和ケアを実施できるよう支援することです。

　このチーム医療の主なメンバーは、医師、看護師、薬剤師、管理栄養士、ソーシャルワーカー、事務職員などです。ときに、言語聴覚士、作業療法士、理学療法士、臨床心理士などのリハビリテーションセラピストが加わることもあります。これらのチームメンバーは、患者とその家族を直接治療するよりも、患者とその家族および主治医や担当看護師などのメディカルスタッフに治療やケアに関するコンサルテーションを行っていきます。

　緩和ケアチームに関する診療報酬では緩和ケア診療加算（1日400点）があるものの、専従者が必要になるなど施設基準が厳しく、要件を満たした病院は約8,600あるうち134しかありません（2011年2月22日時点）。施設基準を満たした病院が少ないため、多くの病院では厚生労働省が定める要件に満たないなかで、緩和ケアチームに取り組んでいることになります。

2 事例

　看護師のTさんが勤める病院は緩和ケア診療加算に関する施設基準を満たしていませんが、緩和ケアに準じる活動が必要だろうという観点から多職種が参加するチーム医療に取り組んでいます。算定要件が厳しいため、すぐに緩和ケア診療加算が取れるようになる見込みはありませんが、ゆくゆくはそうなりたいと願いながら職務についています。

　ある日、Tさんが同僚の看護師から次のような相談を受けました。その内容は、患者の状態が悪化してきても機能回復に焦点を当てたようなリハビリテーションを続ける作業療法士や理学療法士がいるけれども、かなり悪くなってきたのだからそのようなリハビリテーションを行ってもしょうがない、変に希望を持たせるぶん患者に申し訳ないと思わないのだろうかというものでした。確かに、Tさんもリハビリテーションの出番じゃないだろうと思うような場面があったので、必要なリハビリテーションを必要なときに実施する必要がありますねと答えました。

　緩和ケアチーム内のカンファレンスで話せる機会があったので、Tさんは上記の相談をチームメンバーに紹介しました。医師は「う～ん、そうは言っても、楽になったと言ってくれる人もいるからねぇ」と普段通り冷静に答えましたが、理学療法士は「リハビリテーションの可否を判断するのは、看護師ではなく私たちリハビリテーションの専門家でしょ」とやや苛立ったような口調で言いました。それに対して作業療法士は「私もそう思います。可否の判断は、私たちリハビリテーションの専門家に任せてほしいです」と厳しい言い方で同調しました。

　それに対して、チームメンバーの看護師は「でも亡くなる数時間前まで関節可動域訓練を行っているところを見たことがあるんですけど、それって意味ないですよね」と答えました。医師は「う～ん、まぁそれはねぇ…」と濁したような発言をしました。すると、理学療法士は「意味がある

かないかは、あなたが決めることじゃありません！」と怒り始めました。作業療法士は「看護だってケアをした後に患者が亡くなることもありますよね。それも意味がないことですか」と怒りを押し殺したような口調で応答しました。医師は「ここで喧嘩してもしょうがないじゃないですか」となだめるしかありませんでした。

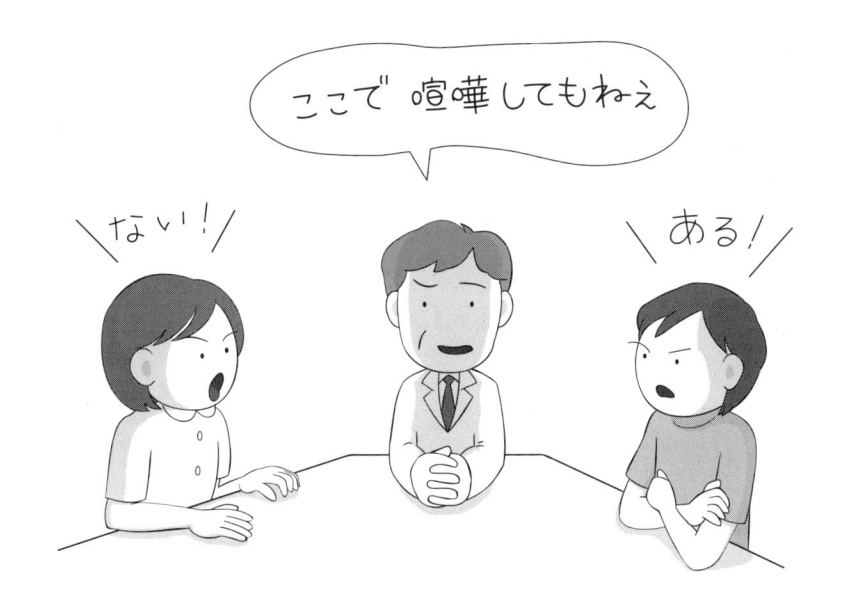

第9節　緩和ケアチームで生じた信念対立

3 対応法

(1) 論点の整理

　このケースでは、緩和ケアにおけるリハビリテーションの意味を巡って信念対立が生じています。私の研究室で信念対立研究に取り組む院生の研究でも、リハビリテーションの「意味」が終末期医療や緩和ケアにおける信念対立を生んでいることが明らかになりつつあります。リハビリテーションセラピスト（作業療法士、理学療法士、言語聴覚士など）のなかでも、緩和ケアのリハビリテーションに意味があるかどうかで悩む人もいますので、チームメンバー間あるいはメディカルスタッフ間で見解がわかれても不思議ではありません。

　では、緩和ケアにおけるリハビリテーションに意味はあるのでしょうか、それともないのでしょうか。みなさんのなかには、緩和ケアのリハビリテーションでは浮腫や疼痛、呼吸困難感などの症状を緩和したり、患者とリハビリテーションセラピストのあいだに信頼関係があれば顔を合わせて会話するだけでも癒されるだろうから意味があると思う方がいるかもしれません。他方、緩和ケアの対象になるような患者にリハビリテーションを行っても、機能障害を回復したり、日常生活活動を向上させることはできないのだから意味がないと思う方がいるかもしれません。また信頼関係のある人と話すと癒されるとしても、それがリハビリテーションセラピストでなければならない理由はないのではないかと思う人がいるかもしれません。

　ところがこの事例は、こうした「問いの立て方（諸志向の一種）」そのものによって生じた信念対立を表しているのです。私たちメディカルスタッフは「○○に意味があるかないか」と問われると、「○○に意味がある」あるいは「○○に意味がない」のいずれかを選択してしまいがちです。

するとそれが、○○に意味を見いだす人とそうでない人の間で信念対立が引き起こされる「契機」になるわけです。このような問い方は姿形を変えて、臨床現場のあちらこちらで散見することができます。例えば「△△は正しいのか間違っているのか」「□□は効果があるのかないのか」「××は危険か安全か」などです。

しかし、このような「問いの立て方」は、実のところ妥当とはいえません。というのも、意味があるかないか、正しいか間違っているのかはいずれにしても「諸契機」と「諸志向」によって変わりうるものであり、この問いには一意に答えることができないためです。目的と状況次第で答えが変わるのに白黒を明確にするよう求める問いは、換言すれば問題設定そのものが間違っているのです。間違った問題設定のもとでは、いくら頑張っても正解はでません。

(2) 対応のポイント

この事例では、「問いの立て方」から変えていくようにする（＝解明術壱号、解明術参号）必要があります。ここで問うべきは「○○に意味があるかないか」ではありません。そうでなく、いかなる条件（諸契機と諸志向）であれば○○という方法に意味があるといえ、どのような条件（諸契機と諸志向）であれば○○という方法に意味がないという信念が形成されうるのかなのです。つまり実践の妥当性が成立する可能性の諸条件を問うような形に、「問いの立て方」を変える必要があるのです。そうすれば、多職種で信念対立に陥らないように信念を相対化しながら、より妥当な連携を目指した議論を行えるようになります。

この事例で言えば、余命わずかな患者でも人と話せる状況で、信頼している人との交流に関心があるならば、リハビリテーションセラピストが顔を見せて話に行くことには意味があるといえるのではないでしょうか。また、患者の機能回復が望めない状況でも、生きる希望を失いたくないために機能訓練したいと思っているならば、できる範囲で機能回復のためのリハビリテーションを行うことに全く意味がないということはできないかも

しれません。しかし、疼痛で苦しんでいる状況で、死ぬ前に一度初孫を抱きたいと願っている患者に、身体機能にのみ焦点を当てた関わりしかできないようだと、そのリハビリテーションに意味があるのかと疑問を持ってしまう人がいるかもしれません。このように、どのような事柄に意味を見い出すのかは、人びとの「諸契機」と「諸志向」によって変わりうるのです。

　上記の事例では、Tさん自身もそのことを明確に把握しているようではありません。したがってまずはTさんが「問いの立て方」を変える意味を理解することが重要です。その具体的方法としてはまず、「諸契機」と「諸志向」が変われば意味も大きく変わってしまうような事柄について考えてみる（＝解明態度壱号、解明術壱号）とよいでしょう。題材としておすすめなのは「ウジ虫」です。普通に日常生活を送っていて（状況）、普通に暮らしたいと考えている（関心がある）人にとっては、ウジ虫は大抵「気持ち悪い」という意味が付与されています。けれども、潰瘍の治療が必要な患者がいて（状況）、その治療を行いたいと考えている（関心を持つ）一部の人にとっては、マゴットセラピーのための「治療道具」という意味が付与されることになります。つまり、ウジ虫の意味が、「諸契機」と「諸志向」の組み合わせによって大きく変容したわけです。このように、よく振り返って考えることで「諸契機」と「諸志向」によって意味が規定される（変わる）と体感できれば、「問いの立て方」が妥当かどうかを察知できる感じ方が養われていくと期待できます。

　そういう感覚を養ったうえで、Tさんから「リハビリテーションに意味があるかないか」を問い合うチームメンバーに対して、「どういう状況で、どんな目的のときならリハビリテーションに意味がある（あるいは意味がない）と言えるでしょうか」という問いの投げかけを行ってみるとよいでしょう。意味を否定することそのものに強い関心のある人でなければ、大抵は問いの立て方のよさに気づき、その後の論じ方まで変わってきます。つまり、「私は△△という状況で、××がしていくなら、リハビリテーションにも意味があると思うけど、状況が●●だったり、目的が★★なら

ちょっと意味ないかなと思う」というように、諸々の条件を開示しながら議論していく流れに変わっていくのです。

　こういうやり方であれば、チームメンバーがそれぞれ仮定している状況と目的がお互いにわかりますので、議論が紛糾しても「時と場合によるよね」という感覚を理解しやすくなります。またチームメンバー間でどういう状況と目的なら緩和ケアで意味を見いだしやすいリハビリテーションを展開できるかについてコンセンサスが得られやすくなります。

　もちろんこの方法は、この事例で言えば、緩和ケアチーム外のメディカルスタッフのコンサルテーションでも使用することができます。例えばTさんに相談した看護師は「変に希望を持たせるぶん患者に『申し訳ない』と思わないのだろうか」とリハビリテーションに疑問を示しています。これへの対応としては、例えば「どういう状況のときに『申し訳ないと思わないのか』と感じたのだろうか」とか「あなたはその患者にどういう観点から関わっていたのかな。一方で、リハビリテーションセラピストは何を意図して関わっていたのだろうね」などと問い返していき、リハビリテーションの意味を否定するかどうかという話法から意味が立ち現れる諸条件を問い合う話法にシフトチェンジしていけばよいのです。この看護師の関心がリハビリテーションの意味を否定すること自体になければ、「リハビリテーションに意味があるかないか」を問い合う形から、どういう条件であればそれに意味があり、逆にどういう条件なら意味がないように感じるのかを問い合えるようになるでしょう。そして、そういう観点から話し合っていけば、意味が見い出される条件がわかってくるので、リハビリテーションの意味が引き出されるようにサポートしていくこともできると期待できます。

　もちろん、ある諸条件のもとでリハビリテーションの意味が見い出されたとしても、それが見い出されたとおりの意味を持ちえたかどうかは事後的に変わりうる可能性があります。例えば、リンパ浮腫があるという状況で、患者と医師の希望からリンパドレナージを行うことには意味があるだろうと思われたとしましょう。けれども、実際にやってみたところあまり

効果がなかったとすれば、それほど意味がなかったという話になりうるでしょう。逆に、「想像以上に楽になった」と患者が感じているようであれば、思っていたよりもリンパドレナージに意味があったということになるかもしれません。特に緩和ケアの場合、患者の死が契機となって事後的に意味が変わることも少なくありません。ですから、○○のような条件（諸契機と諸志向）であれば意味があると考えたとしても、その都度変わりうるのだという視点を忘れないようにしておきましょう。

　さて、先程から私は、「意味を否定すること自体に関心がある人（＝とりあえずなんでもかんでも否定すればよいと思っている人）でなければ」という限定つきで上記の議論を進めてきました。つまり、この限定から外れるようなケースでは、上記のやり方とは別の方法が必要になるわけです。本書の主題であるチーム医療という文脈（枠組み）のなかでは、そういう人にはなかなか出会わないかもしれませんが、念のために対応のポイントだけ述べておきます。

　「意味を否定すること自体に関心がある人」に出会った場合、まず原理的に考えれば、意味の全否定は100％無理だという点を押さえるようにしましょう。というのも、これまで述べてきたように意味は「諸契機」と「諸志向」に応じて規定されるため、全否定しようとしても状況が変わり、人の関心が移ろいでいけば、いくらでも別の形で立ち現れるためです。意味の否定そのものに関心を持つ人に出会うと、大抵のメディカルスタッフは「どうやってもうまく対応できない」というような心境に陥りがちですが、どんなに頑張っても「意味を否定し尽くすことはできない」ので余裕をもって対応するようにしましょう。

　そのうえで、もしちょっとでも信頼できるような相手であれば、「意味がないと言える根拠は？」「本当にそう言い切れるの？」などと粘り強く問い返してみるとよいでしょう（＝解明術弐号）。繰り返し繰り返しそう問うていけば、どこかで必ず「例外」が見つかります。つまり意味を否定したい人が、「意味がない」と言える理由を話していくうちに、言いきれないケースがあることに気づきはじめて、自ら「そうは言っても、こうい

うケースだったら私もよいと思うのだけどね」と言い始めるときがやってくる可能性を拓くことができます。意味の全否定は原理的にできないということと、「諸契機」と「諸志向」によって意味が見い出されると考えれば、不思議でもなんでもありません。

　しかし、不信感を持っているような相手であれば、根拠を問うと「疑われた」と思い込み逆上することもあるので注意が必要です。そういう場合は、「意味なんて全くない」と思ったきっかけや、そのときどういう観点から実践していたのかなどを傾聴・共感しながら聞いていくようにしましょう。具体的には「何がきっかけで、全く意味がないと思ったのですか」「そのときどういう目的で実践していたのですか」などのような切り口で聞いていくのです。「意味がない」と思い込んでしまうような「諸契機」と「諸志向」をどんどん引き出していくうちに、徐々に例外がみつかってくることになります。可能性としては意味の否定につながるような「諸契機」と「諸志向」は無限にありますが、現実的には無限に連想し尽くすことはできないため、引き出しているうちに気がつけば意味のあるケースに至ることになる可能性があるわけです。意味を否定すること自体に関心がある人に出会うと不毛感にぐったりしますが、上記のような観点から仕掛けていけばゲームを変えることができると期待できますから、諦めないことが肝心です。

Column 9 失敗するのは当たり前？

　多くのメディカルスタッフは、医療現場での失敗・ミスを100％防止することはできないと考えていると思います。実際、「薬の投与量を間違えた」とか「注射針を誤って自分に刺してしまった」、「患者との信頼関係をうまく作れなかった」など、大なり小なりさまざまな失敗が臨床現場で起こっていることでしょう。

　そのため一般的にメディカルスタッフは、失敗の発生を減らすことのできる条件をいかに整えるかという視点で日々努力を重ねていると思います。例えば、過剰な疲労が蓄積されないようマンパワーの配置を工夫したり、失敗が許されないような業務は厳重なチェック体制やマニュアルを整備したり、メディカルスタッフ間で情報共有を促進するなどし、できるだけ失敗を防ぐ工夫を行っているはずです。それでも絶対に失敗しないようにすることは不可能で、私たちが人間である以上は必ず何らかの失敗を引き起こしてしまいます。

　信念対立解明アプローチの基本スタンスもまた、人間であれば失敗して当たり前だと考えています。信念対立解明アプローチの人間の原理で詳述しているように、人間はコントロール不可能な「諸契機」のもとにあるため、どんなに努力してもうまくいかない事態を避けられないためです。事実的に考えても人間はよく失敗するのですが、原理的に考えてもそれは当然のことなのです。

　もちろんこのことから、失敗して当たり前だと開き直ってもよいということにはなりません。というのも、私にとっては100回中1回しか起こらないような失敗でも、その失敗に巻き込まれた患者にとっては一発必中だったということにもなりうるからです。失敗は立場によって重みが変わるので、失敗して当然だから失敗しても文句を言うなという話にはならないのです。

　では信念対立解明アプローチでは失敗は当たり前だという理解を前提にしたうえで、立場によって異なる失敗の受けとり方にどう配慮していくのでしょうか。結論から言うと、信念対立解明アプローチでは、失敗という契機をどういう志向性のもとで受けとったのかを考慮していくのです。例えば、"どうしても生きたい"という関心のもとで手術中の致命的ミスが起こった場合、失敗して当たり前でも到底許すことができないという心境になるでしょう。他方、念のために検査したいという目的があったけれど医療機器が不具合で使えなかった場合、失敗して当たり前だしこれぐらいしょうがないよねという対応になるかもしれません。

信念対立解明アプローチでは不測の事態は必ず起こることを前提にしたうえで、立場によって受けとり方が異なるのだという理解を展開していくのです。

　この理解には、失敗したからといってすぐに怒りだす事態を回避しやすくなると同時に、失敗を軽視できない方に対して「物わかりの悪い人だ」とぞんざいに扱ってしまう失敗を重ねないですむ利点があります。それによって信念対立の不必要な激化を防止できることもあるでしょう。

失敗は当たり前だけど…

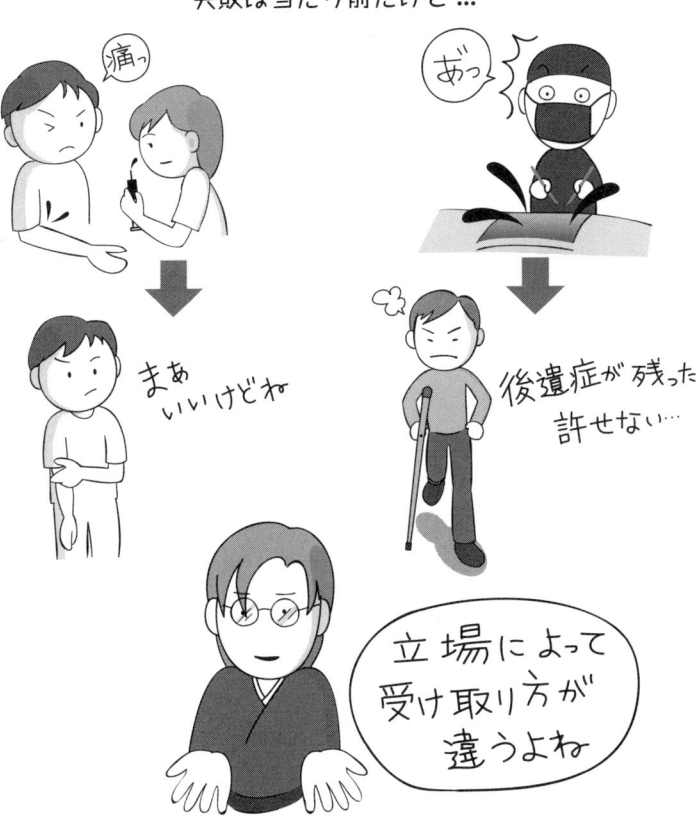

まぁいいけどね

後遺症が残った許せない…

立場によって受け取り方が違うよね

第10節

本章のまとめ

　以上、七つのチーム医療別に、チーム医療の信念対立事例と対応法を例示してきました。信念対立は多様を極めますから、ここで示した事例以外にも様々な信念対立が、そこかしこのチーム医療の現場で生じていることでしょう。当然のことながら、信念対立解明アプローチは、本書で示した事例以外にも活用することができます。なぜなら信念対立解明アプローチは、信念対立を終わらせるためにはおそらくこう考える他ないという考え方で組み立てられているため、問題の構造が同型であれば個別の事例を超えて仕掛けられると考えられるからです。

　繰り返しますが、信念対立解明アプローチにおいて信念対立を終わらせる条件は二つです。一つは相対可能性の確保、もう一つは連携可能性の確保です。基本方法としては、例えば「何に関心があるから、それが大事になるのだろう？」「どういう目的があるから、その実践が有効だと思うのかな？」「そもそもどういう意図があって、それを行ったのだろう？」「私たちのチームはどのような情勢におかれているのか？」「私たちが担当する患者の状態は？」「いまどういう環境のもとにいるのかな？」「私たちは周囲からどのような期待を受けているのかな？」「そう言える根拠は何？」「なぜそう言いきれるのか」などの切り口からの仕掛け方を用います。

　加えて、信念対立解明アプローチは相対可能性と連携可能性を確保することさえできれば、あとはみなさんが自由にやり方を創意工夫しても構わないというスタンスで組み立てられています。例えば、すぐに怒りだすような相手と信念対立しているときは、信念対立の発生パターンを解明評価し、そのパターンから逸脱するような振舞をあえて試み、相対可能性を確保しながら信念対立の形成を阻止していき、時機を見計らって連携可能性

の確保に向けて仕掛けていく、などということも行えます。信念対立解明アプローチは原理的方法論であるがゆえに、自由度の高い技術なのです。

本章の課題

1. 7つの事例と対応法を踏まえたうえで、あなたならどう対応したかを考えてください。

2. あなたがこれまで体験した信念対立を思いだし、論点の整理を行ってみてください。

3. 2.で思いだした信念対立に対して、信念対立解明アプローチの観点からどう対応できるかを考えてください。

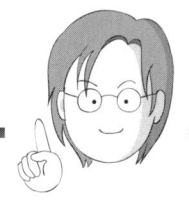

あとがき

　さて、いかがでしたでしょうか？　ほんの少しでも、チーム医療における信念対立解明アプローチの勘所を把握できたでしょうか。

　信念対立解明アプローチはメディカルスタッフたちがお互いの信念を押しつけ合い、気持ちが沈んでいくのではなく、お互いの違いを認め合ったうえで協力し合うための可能性を拓いていく方法論です。異質なメディカルスタッフが、異質であるがゆえに信念対立に陥るのではなく、異質なところが刺激になって多様性を活かしていける可能性の諸条件を創り出していく、これが、信念対立解明アプローチの特徴であると私は考えています。

　もちろん、本書を読んだからといって、いきなり信念対立解明アプローチを完全に活用できるようになるわけではありません。なぜならその他の方法論もそうであるように、うまく活用していくためにはトレーニングが欠かせないためです。確かに本書を読むことそのものも、ある種のトレーニングになるでしょうが、実用に耐える状態にまで高めるためには「実際に何度も試してみる」必要があるでしょう。信念対立は非常に「タフ」な問題ですから、信念対立解明アプローチの実施にも相応の負荷がかかることもあるでしょう。しかし、それを超えれば信念対立に耐性のあるチーム医療を実現することができます。多様性を活かしたチーム医療を実現するために頑張ってください。

　また本書をきっかけに、信念対立解明アプローチそのものに関心を持たれた方は、前著『医療関係者のための信念対立解明アプローチ』にもぜひあたってください。本書は、チーム医療での実践に焦点を当てて、かつ、できるだけわかりやすく書こうと心がけたため、信念対立解明アプローチの哲学的、理論的、技法論的基盤については最小限の記述にとどめています。信念対立解明アプローチのリミッターを外し、ポテンシャルを最大化するためには、基盤の理解が必要になります。本書に合わせて『医療関係者のための信念対立解明アプローチ』を読んでいただくことにより、それができるようになると期待できます。

本書の執筆にあたって、多くの人にお世話になりました。まず私に信念対立を体験させてくださった方々にお礼申し上げます。また信念対立の体験をお話してくださったすべてのみなさまに感謝いたします。あまりにも多くの方々がかかわっているため、一人ひとりのお名前を挙げることは不可能ですが、みなさまとの出会いがなければ本書の完成はありませんでした。ありがとうございました。なお、プライバシーを保護するため、本書に登場する事例はすべて個人あるいは団体が特定されないよう最大限の配慮を行って示しました。

　次に、私の研究室がある吉備国際大学大学院保健科学研究科で日々研鑽(けんさん)を積んでいる院生諸君にお礼申し上げます。特に信念対立研究に取り組む小林夕子さんと増田典子さん、大学院ゼミで議論に参加した寺岡睦さん、佐野伸之くん、玉置みのりさんからはたくさんの影響を受けました。本書が『医療関係者のための信念対立解明アプローチ』に比べて、多少なりとも信念対立解明アプローチの深化に貢献しているとすれば、それはみなさんとの議論のおかげです。ありがとうございました。

　本書は、中央法規出版の中村強氏の依頼がきっかけで書くことができました。執筆機会を提供してくださいましてありがとうございました。

　最後に、本書をいつも応援してくれる妻の久美、息子の織舜と藍舜に捧げます。

2012年9月

　　　　　　　　　　　　　　　　　　　　　　　　　　　京極　真

用語解説

　「信念対立解明アプローチ」で使用する用語は、聞き慣れないものも多いはずですから、本書に登場する用語についてより深く理解してもらえるように簡単な解説を付しました。本書を読み込む際の参考にしてください。

解明師

>>>解明師とは、信念対立解明アプローチの研究・教育・実践に従事する者です。解明師の役割は、さまざまな現場で生じた信念対立を評価し、対策を考案し、解消していくことです。解明師の前段階に解明師見習があります。解明師見習は、信念対立解明アプローチの訓練を受けている者の呼称です。現在のところ、解明師、解明師見習ともに資格免許はなく、信念対立解明アプローチの研究・教育・実践に従事する者が自ら呼称している状態です。今後、教育システムの検討を行い、解明師の育成が行われる可能性もあります。

原理的方法論

>>>原理的方法論とは、特定の「状況」と「目的」から考える限り、このやり方以外にはないと言える可能性が確保された手段のことです。信念対立解明アプローチは原理的方法論の一種です。この場合、人間社会という状況と信念対立の克服という目的から考える限りは信念対立解明アプローチのようなやり方でしか対応できないと言いうる可能性が確保されているという意味です。もちろん原理は吟味を通して成立するので、信念対立解明アプローチが原理的方法論かどうかは読者の読解に委ねる他ありません。

実践原理論

>>>実践原理論は当初、構造構成的障害論の方法論的基盤として整備されました。構造構成的障害論とは、障害の医学モデルと障害の社会モデルの対立を克服する理論です。実践原理論は、障害の医学モデルと障害の社会モデルのどちらか一方ではなく、状況と目的に応じてどちらも活用するというやり方であり、あらゆる障害者支援に通底する原理的方法論として提案されました。実践原理論は、本書で提示した「実践の原理」のプロトタイプモデルに位置づけられます。
　京極　真：構造構成的障害論－ICFの発展的継承．現代のエスプリ475，115-125，2007
　京極　真：「目的相関的実践原理」という新次元の実践法－構造構成的障害論を通して．構造構成主義研究2，209-229，2008

チーム医療

>>>厚生労働省（2009）によると、チーム医療とは、医療に従事する多種多様なスタッフが、各々の高い専門性を前提に、目的と情報を共有し、業務を分担しつつも互いに連携・補完し合い、患者の状況に的確に対応した医療を提供すること、とされています。本書において、チーム医療は状況と目的に応じてチームメンバーがしなやかに協働し、医療を提供することと言うことができます。チーム医療のモチーフは、チームメンバーの多様性によっ

て能力を超えるパフォーマンスを発揮し、複雑化した医療保健福祉領域の問題に対応することにあります。

チームメンバーの多様性

＞＞＞チームメンバーは患者、家族に加えて、さまざまなメディカルスタッフから構成されています。各人は人間ですから、それぞれ異なる行動、思考、感情を持っています。またメディカルスタッフは、各専門職で異なる専門性があるうえに、同一専門職でも異なる専門性を身につけていることがあります。チームメンバーの多様性とは、各人に認められる異なる特性・特徴のことです。もちろん、自分にとって気に入らない特性・特徴を持った人もいるかもしれませんが、それも含めての多様性に含まれます。

哲学的基盤

＞＞＞哲学的基盤とは、価値論、意味論、存在論、科学論、構造論などといった哲学上の主題に根拠を与えた理路です。信念対立解明アプローチの哲学的基盤は、人間科学の原理論として体系化された構造構成学です。構造構成学は、フッサール－竹田青嗣の現象学、ハイデガーの存在論、ニーチェの欲望論、ソシュールの一般言語学、ロムバッハの存在構造論、池田清彦の構造主義科学論などの系譜に位置づけられます。現在、構造構成学は医療だけでなく、教育、政治、ボランティアなどで幅広く応用されています。

理論的基盤

＞＞＞理論的基盤とは、哲学的基盤の発展的継承によって導出された実践モデルです。信念対立解明アプローチの場合、構造構成学の基礎応用研究を通して、解明論、人間の原理、実践の原理、解明条件論が、理論的基盤として整備されています。このうち、人間と実践の原理は哲学的基盤にも含まれますが、信念対立解明アプローチの技法論的基盤を整備するために用意した点において実践モデルに近い扱いになっています。つまり理路のなかには、観点によって哲学的基盤になったり、理論的基盤になったりするものもあるということです。

技法論的基盤

＞＞＞技法論的基盤とは様々な方法に基礎を与える理路です。つまり具体的なノウハウに道筋を提供するのが、技法論的基盤の特徴です。信念対立解明アプローチの場合、技法論的基盤には解明交流法、解明評価、解明態度（壱号、弐号、参号）、解明術（壱号、弐号、参号）があります。これらは、解明師が信念対立の克服にあたって前もって習得している技術です。つまり、信念対立解明アプローチの実践に関心のある人はこれらの技術を学ぶ必要があります。

解明交流法

＞＞＞信念対立解明アプローチが奏効するには、解明師と信念対立する人々が信頼関係で結ばれ

ている必要があります。解明交流法は質問、共感、傾聴からなる信頼関係構築のためのスキルです。この解明交流法を駆使しながら、信念対立する人びとを理解したり、変化に向けて働きかけたりすることになります。つまり解明交流法は信念対立解明アプローチに通底する技術であると言えます。なお、解明交流法の質問、共感、傾聴のスキルは従来のコミュニケーションスキルを踏まえて、信念対立解明アプローチ用に再構築したものです。

解明評価

＞＞＞解明評価とは信念対立とそれに陥った人びとを理解するための技術です。解明評価では、(1)信念対立のテーマは何か、(2)関係者は誰か、(3)信念対立に関連する信念は何か、(4)信念の背景にある関心は何か、(5)信念と関心の構成に影響した契機は何か、という観点から情報を収集し、全体像を捉えながら分析し、考察していくことになります。信念対立解明アプローチを的確に仕掛けるためには、解明評価で信念対立の構造を把握しておく必要があります。なお、解明評価で信念対立の解明が不幸しか生まないと判断されれば、信念対立解明アプローチの遂行が中止されることもあります。

解明態度

＞＞＞解明態度とは、解明師が相対可能性と連携可能性を身体化しておくことです。解明態度には壱号、弐号、参号があり、壱号と弐号が相対可能性、参号が連携可能性に対応しています。つまり解明師は信念対立解明アプローチの遂行にあたって、人間はそれぞれ違うという理解を深めておくことと、状況と目的と方法の共有に向けてアンテナを張っておくことが求められるのです。解明態度を深めておくと、信念対立に関わったときに襲ってくるネガティブな情動に飲まれないようにすることができます。つまり解明態度は解明師が自ら信念対立の温床にならないようにするために重要なのです。また解明態度は、信念対立が熾烈を極めるときでも、建設的なコラボレーションの可能性に向かっていくうえで必要になります。

解明術

＞＞＞解明術とは、解明師が信念対立する人びとに働きかける方法の総称です。解明術には壱号、弐号、参号があります。解明師は解明術壱号、弐号で信念対立する人びとが相対可能性に至れる条件を整えていきます。つまり解明術壱号、弐号では人間の考え方や感じ方はそれぞれ違って当たり前だという感度をもたらすのです。また解明術参号ではそうした人びとが連携可能性に達せられる可能性を確保していきます。解明術参号では人びとの連携を促すために、evidence-based practice の活用を行うこともあります。解明術は、信念対立に陥った人びとが相対可能性と連携可能性を確保できるよう働きかけ、信念対立を消滅させる可能性を確保する技術であり、解明態度と同様に信念対立解明アプローチの中核技法であると言えます。

諸契機

＞＞＞諸契機とは、信念と志向の構成に影響するすべての要因のことです。例えば、諸契機にはネ

環境、雰囲気、運、他者、経済、場などといったことから、信念と志向の相関関係そのものによって構成のされ方が変わる（わかりやすく言うと「腹が減ったから飯を食べたい」という信念と志向を持っていた人が、実際に食事することによって満たされ、「お腹いっぱいだから昼寝したい」と思うように変わるような事態を意味する）ことまで幅広く含まれます。信念対立解明アプローチは、信念対立する人びとがそこから抜けだせるような諸契機を提供する技術の集合であるとも言えます。

諸条件

>>> 諸条件とは、解明が成立するいくつかの要件のことです。解明とはもつれた糸をほぐして、謎を謎でなくすこと、問題を問題でなくすことです。解明の諸条件は問題の構造によって異なります。例えば、事件の場合、事実関係を明らかにすることが解明になります。他方、信念対立の場合、相対可能性と連携可能性を確保することが解明につながります。このように解明の諸条件は、問題の構造によって違ってくるのです。諸条件を明らかにするポイントは、「いかなる条件が整えば問題が問題として成立しなくなるか」という観点から洞察することです。そうすれば、解明が成立するうえで不可欠な要件にたどり着くことができます。

諸志向

>>> 志向性とは事象への向き合い方のことです。諸志向とは、向き合い方にはいろいろあることを意味しています。信念対立解明アプローチでは、身体、欲望、関心、目的、観点、立場などといった言い方で、さまざまな向き合い方を表しています。事象への向き合い方を考えると、価値や意味、存在の立ち現れ方が多様であるという理解をもたらします。例えば、ウジ虫という対象は「気持ち悪い」などといった意味をもたらしますが、「潰瘍を治療したい」という志向性の人にとっては「貴重な治療道具だ」という意味をもたらします。向き合い方によって、意味、価値、存在の立ち現れ方を規定するわけです。典型的な信念対立は価値観の絶対化によって起こりますから、諸志向の内実によって価値観が変わると理解しておくことは解明の有効なポイントになります。

諸方法

>>> 諸方法とは、目的達成のための手段は一つではなくいろいろあることを意味しています。信念対立解明アプローチにおいて、方法とは特定の状況のもとで、特定の問題を解き明かすための手段です。諸方法という概念には、この手段には可能性として無限にやり方があり、しなやかに手段を選択し、改変し、創りだす必要があるという意味がこめられています。諸方法の検討には、問題の種類（治療、予後、副作用などといった疑問）によっては解明術の用語解説でも述べた evidence-based practice の手法が活用されることがあります。データ（研究結果）を参照しながら、より効果的な方法を採用していくわけです。

原理

>>> 原理（principle）とは、特定の観点から洞察していけば誰でも了解できる可能性が確保さ

れた理路です。ある理路が原理かどうかは、批判的吟味によって確かめることができます。例えば、志向相関性という原理が考案されています。これは、意味・価値・存在が成立する条件は何かという観点から探求されました。結果、意味・価値・存在は身体・欲望・関心・目的に応じて規定されるという理路が構築されました。例えば、「人殺し」の価値は、「平和を維持したい」という関心のもとで否定されますが、「戦争に勝ちたい」という関心のもとでは妥当してしまうことがあるはずです。これが原理かどうかは、例外はないかなどといった観点から批判的吟味をしていき、さしあたりこう考える他ないと了解できるかを確かめていくのです。するとおそらく、こういった価値の成立は、身体・欲望・関心・目的を抜きにしては考えられないでしょう（先行研究でそのことが確かめられています）。このように原理は、特定のテーマのもとでは例外なく成立しうる理路であり、批判的吟味を通して納得できるかどうかで計っていくものだということができます。

原理主義

>>>原理の対極をなす理路に、原理主義（fundamentalism）があります。先ほどの原理は批判的吟味を通して納得できる場合に成立する理路でした。逆に、原理主義は批判的吟味を封印し、信じることを要請する理路になっています。原理主義の特徴は理路の無謬性です。つまり原理主義では、絶対に正しい根本理念がまずあって、それに則した行動と思考を展開することに力点が置かれているのです。そのため原理主義は、自身の根本理念にあわない理路を排除、駆逐するという運動に展開しがちです。原理主義の例としては、キリスト教原理主義、イスラム原理主義などといった教理に結びついたものが挙げられます。

解明

>>>解明とは問題・謎をひも解いて、問題・謎でなくすことです。つまり解明は、問題の消滅・破壊が主眼の方法なのです。問題・謎は人間の言動を通して構成される側面があります。問題・謎は実体のある事象ではなく、言動によって構成された事象なのです。そのため解明は、言動を駆使して問題・謎の成立要件を解き明かし、問題・謎がそれとして成り立たないようにしていくわけです。信念対立解明アプローチは言動を駆使して信念対立という問題を消滅させるための方法を体系化したものです。

解決

>>>解明に対して、解決は問題・謎が成立した状態のまま結論を出すことによって問題・謎を終わらせようとする方法です。解決は問題が残ったままなので、問題の根本消滅にはつながらないことがあります。例えば、クライエント中心と専門職中心の実践の対立を考えてみましょう。解決ではこの対立構造を前提に置いたまま、実践の仕方を模索していくことになります。それによって、何らかの実践の仕方が見いだされたとしても、クライエント中心と専門職中心の対立構造は残ったままです。そのためこの対立の弊害は姿形を変えていろいろな場面で立ち現れることになります。もちろん解決が駄目だというわけではありません。そうではなく、解決だけで対応すると問題が終わらないので、解明を行ったうえで解決を行う必要があるということです。問題・謎への対応は「解明→解決」のほうがより根本的だと考えられるのです。

メタ・メタレベル・メタ変化

＞＞＞メタ（meta）とは、一段上（下）、高次の、超えた、などといった意味で、何らかの事象をさらに上位の次元から捉えることです。例えば、理論を理解するための理論はメタ理論、言語を理解するための言語はメタ言語と呼ばれます。メタ理論やメタ言語は、元の理論・言語を対象にした理論・言語という意味であり、通常の理論や言語を包括する高次の理論・言語になります。メタレベルとはメタ理論やメタ言語などが成立する次元を表しています。さて、解明で目指すのはメタ変化です。メタ変化とは通常の変化よりも高次のレベルで生じる変化です。例えば、私たちの社会は憲法や法律というルールのもとで日々変化しています。これが通常の変化です。他方、メタ変化とは憲法や法律というルールごと起こる変化です。この変化は、通常の変化の前提にあるルールごと変わるという点で、変化を超えた変化でありメタ変化だという議論になります。そして信念対立解明アプローチはメタ変化を引き起こす方法論です。

相対可能性

＞＞＞相対可能性とは人はそれぞれ違って当たり前だということです。つまり相対可能性とはワンオブゼムを自覚することであり、それによって私の当たり前は他人の当たり前ではない、人によっておかれている状況や物事を受け止める観点、価値観はそれぞれ異なる、と意識化できるようになることなのです。信念対立は、相対可能性が確保されていないために生じる問題です。相対可能性を自覚することは、信念対立を克服する第一歩になります。そのために信念対立解明アプローチでは解明態度壱号・弐号、解明術壱号・弐号という技術を用意しています。

連携可能性

＞＞＞信念対立から脱却するためには、相対可能性の確保が先決です。しかし、相対可能性だけでは、チームメンバーがバラバラになっても容認する他ありません。なので、相対可能性を出発点にしながら、チームメンバーがコラボレーションできるようにするために連携可能性の確保が必要になります。連携可能性とは人それぞれ違うという理解を前提にし、そのうえで、チームメンバーがおかれた状況を共有し、共通目標を成し遂げるためにできる範囲で協働できるようにしていくことです。連携可能性は、チームメンバーの多様性を活かして能力の限界を超えた成果を上げていくために必要な条件です。信念対立解明アプローチでは解明態度参号、解明術参号という技術を備えており、それを駆使して連携可能性が確保された状態を構成していくことになります。

契機―志向相関性

＞＞＞契機―志向相関性とは、意味・価値・存在は身体・欲望・関心・目的に応じて規定されるが、それはさまざまな要因から影響を受けて生成変化する、という原理です。この原理は、契機相関性と志向相関性という別々の原理を、信念対立解明アプローチの開発にあたって一体化したものです。契機―志向相関性は信念対立解明アプローチの重要理路である人間と実践の原理の中心をなしている原理です。

人間の原理

>>>人間の原理とは、人間とは(1)あらゆる営為を、(2)諸契機と諸志向のもとで構成するような仕方で存在している、という理路です。この理路は人間の人間性を言いあてた内容としては例外がないはずだと考えられています。この理路に従えば、どんなに頑固な人間でも変わりうる可能性のもとにあるという話になります。というのも、諸契機の影響を受けて、その人のパーソナリティーやスピリチュアリティなどといった部分も構成されると考えられるためです。信念対立に陥ると、「この人はどうやっても変わらない」などと感じてしまい失望に至ることがありますが、人間の人間性を深く捉えていくとそういう話にはならないのです。信念対立解明アプローチは、この人間の原理にたって、人間の変化を引き起こすような諸契機（解明態度と解明術）を繰り出すことになります。

実践の原理

>>>実践の原理は人間の原理から導かれます。実践の原理とは、実践とは(1)何らかの状況と、(2)何らかの目的に応じて、(3)確率的に遂行される、という理路です。実践は、特定の状況のもとで、特定の関心や欲望に相関的に生きている人間が行います。人間は、変化の引き金になる諸契機とともに存在していますから、予測確度の高い実践でも基本的に蓋然的ですし、状況と目的に応じて行為すること自体が契機になって状況・目的・行為も生成変化します。だから実践は、ある状況と目的のもとで蓋然的に行われるものだ、という言い方になるのです。同時に、実践の有効性は、(1)何らかの状況と、(2)何らかの目的に応じて、(3)確率的に遂行した結果、(4)事後的に決まる、ということになります。実践が役立つかどうかはやってみないとわからないのです。

○○中心の実践

>>>○○中心の実践とは、実践の力点があらかじめ決められた方法のことです。典型例として、患者中心の実践、クライエント中心の実践、専門職中心の実践、問題解決中心の実践などといった手段があります。実践の原理で明らかにしたように、実践とは特定の状況と目的に応じて遂行されるものです。○○中心の実践は状況と目的を抜きにして実践の力点が決まってしまうため、ときに状況と目的にあわない実践を行ってしまうことになり、信念対立の発生源になってしまいます。中心におく事柄を理念として示すことは、実践の特徴を示すうえで有益ですが、それによって実践の有効性が制約され、信念対立が生じてしまっては身も蓋もありません。信念対立解明アプローチにおいて、○○中心の実践と呼称するときは、○○が活きる状況と目的を明確に意識化するようにしてください。

メディカルスタッフのヒエラルキー

>>>メディカルスタッフのヒエラルキーとは、メディカルスタッフの権力関係に序列があることを意味しています。メディカルスタッフのヒエラルキーは、医師・歯科医師＞看護師＞その他のメディカルスタッフ（作業療法士・理学療法士など）という構造を備えています。僕が信念対立解明アプローチの研究開発に乗り出した当初、この構造を体感したことがあります。医師や薬剤師たちの勉強会に講師として呼ばれたときに、控え室で「先生は作業

療法士として紹介せず理論家として紹介する」と言われたのです。理由は「作業療法士から教わることに抵抗感を持つ医師や薬剤師が少なくないから」というものでした。メディカルスタッフのヒエラルキーの実際を体感した瞬間でした。

シェアード・ディシジョン・メイキング

＞＞＞シェアード・ディシジョン・メイキング（shared decision making）とは、患者とメディカルスタッフが共同で意思決定することです。シェアード・ディシジョン・メイキングに類似した概念にインフォームド・コンセントがありますが、これらは似て非なる概念です。インフォームド・コンセントは、メディカルスタッフが提供した情報に基づいて患者が同意するという構造になっていますが、シェアード・ディシジョン・メイキングは情報を共有したうえで一緒に決めるという構造になっているのです。つまりシェアード・ディシジョン・メイキングは患者とメディカルスタッフが共同で意思決定することに力点があるのです。

パターナリズム

＞＞＞パターナリズムとは、権力を持つ者がそうでない者の利益を考慮して干渉することです。その際、権力を持たない者の意志に反することがあります。パターナリズムには、強いパターナリズム（十分な判断力がある者に対して干渉すること）と弱いパターナリズム（十分な判断力がない者に対して干渉すること）、直接的パターナリズム（干渉される者と利益保護される者が同一であること）と間接的パターナリズム（干渉される者と利益保護される者が同一でないこと）といった種類があると考えられています。このようにパターナリズムと一言で表してもいろんな種類があるものの、立場の強い者が弱い者の利益を考慮して干渉するという構図は同型です。現在、パターナリズムに対する風当たりは強く、ほとんど悪口の代名詞になっていますが、臨床現場には病気や障害によって判断力に制約を抱えた者も少なくありません。そのためパターナリズムの安易な否定に終始するのではなく、上手な活用が求められていると言えるでしょう。

自由の相互承認

＞＞＞自由の相互承認は近代社会の基礎原理です。これは、人間は自由を求める存在だという考えから出発します。でもお互いに自由を主張しあっていては、かえって自由が阻害されることになります。なぜなら、相手の自由を邪魔することも、自由のなかに含まれるからです。そこで自由を実質化するために、お互いの自由を認め合いましょうという考えに至ることになります。互いの自由を承認し合う限りにおいて、他人の自由を邪魔する自由は制約されることになるからです。信念対立を克服するためには、この自由の相互承認という考え方が有益です。信念対立は相手の自由を否定するところから生じることがあるためです。信念対立解明アプローチは自由の相互承認を実質化するための条件作りだということができるでしょう。

著者紹介

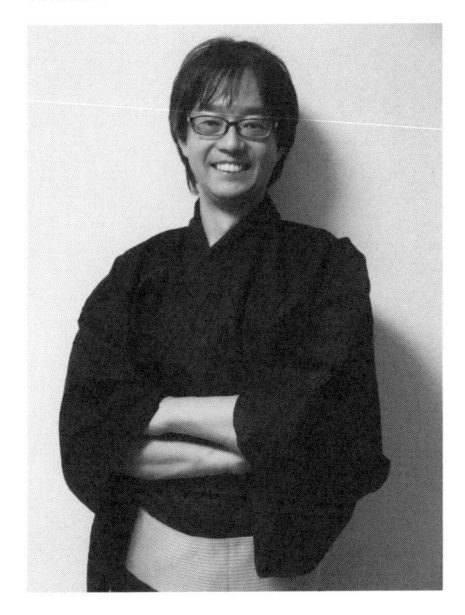

京極　真（きょうごく・まこと）

　吉備国際大学保健医療福祉学部作業療法学科ならびに同大学大学院保健科学研究科・准教授。博士（作業療法学）、解明師見習、作業療法士。専門は信念対立解明アプローチ、作業療法学、哲学（構造構成学）。

　1976年、大阪府に生まれる。首都大学東京大学院人間健康科学研究科で博士号（作業療法学）を取得する。博士論文は大幅に加筆修正し、初の単著である『作業療法士のための非構成的評価トレーニングブック』として出版する。翌年、博士論文とは別に取り組んできた構造構成学研究の集大成として、『医療関係者のための信念対立解明アプローチ』を出版して新基軸を打ち出した。信念対立解明アプローチは医療保健福祉領域だけでなく、教育や哲学の領域でも注目されつつある。現在、吉備国際大学ならびに大学院で教壇に立ちながら、信念対立解明アプローチの基礎応用研究ならびに普及活動に精力を注いでいる。

連絡先：kyougokumakoto@gmail.com
ホームページ：http://sites.google.com/site/kyougokumakoto/
ブログ：http://kyougokumakoto.blogspot.com/
ツイッター：http://twitter.com/MaKver2

チーム医療・多職種連携の可能性をひらく
信念対立解明アプローチ入門

2012年10月1日　初　版　発　行
2017年 9 月10日　初版第 3 刷発行

著　者　京極　真
発行者　荘村明彦
発行所　中央法規出版株式会社
　　　　〒110-0016　東京都台東区台東 3-29-1　中央法規ビル
　　　　営　　業　TEL 03-3834-5817　FAX 03-3837-8037
　　　　書店窓口　TEL 03-3834-5815　FAX 03-3837-8035
　　　　編　　集　TEL 03-3834-5812　FAX 03-3837-8032
　　　　https://www.chuohoki.co.jp/

印刷・製本　長野印刷商工株式会社
装丁・本文デザイン　はせまみ

ISBN 978-4-8058-3722-1
定価はカバーに表示してあります。
本書のコピー、スキャン、デジタル化等の無断複製は、著作権法上での例外を除き禁じられています。また、本書を代行業者等の第三者に依頼してコピー、スキャン、デジタル化することは、たとえ個人や家庭内での利用であっても著作権法違反です。
落丁本・乱丁本はお取替えいたします。